METASTASEN UND REZIDIVE IM KNOCHEN
BEIM GENITALCARCINOM DER FRAU
UND
IHRE DARSTELLUNG IM RÖNTGENBILD

VON

Dr. E. PHILIPP   UND   **Dr. G. SCHÄFER**
PRIVATDOZENT AN DER UNIVERSITÄT BERLIN. OBERARZT DER UNIVERSITÄTS-FRAUENKLINIK BERLIN   ASSISTENZARZT DER UNIVERSITÄTS-FRAUENKLINIK BERLIN

MIT 37 ABBILDUNGEN

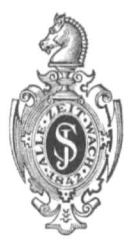

BERLIN
VERLAG VON JULIUS SPRINGER
1933

ISBN-13: 978-3-642-98328-3   e-ISBN-13: 978-3-642-99140-0
DOI: 10.1007/978-3-642-99140-0

ALLE RECHTE, INSBESONDERE DAS DER
ÜBERSETZUNG IN FREMDE SPRACHEN, VORBEHALTEN
COPYRIGHT 1933 BY JULIUS SPRINGER, BERLIN

IHREM CHEF UND MEISTER
HERRN GEHEIMRAT STOECKEL
IN VEREHRUNG ZUGEEIGNET

Vorwort.

Das vordringliche Problem in der Gynäkologie ist das Uteruscarcinom, seine Verhütung, seine frühzeitige Erkennung und seine Bekämpfung. Ungeheuer viel ist auf diesen Gebieten gearbeitet und auch manches erreicht worden. In gut geleiteten gynäkologischen Kliniken werden heute fast $1/3$ *aller* Carcinomkranken und mehr als die Hälfte der *guten* Carcinome *dauernd* geheilt. Die geheilten Carcinompatienten brauchen den Arzt nicht mehr, wohl aber das große Heer der ungeheilten, mit denen sich diese Monographie befaßt. Was diese Frauen zu leiden haben, welche Belastung sie für ihre Umgebung, für das Krankenhaus, für die Versicherungsträger und für die Öffentlichkeit darstellen, kann in seinem ganzen Umfang nur der ermessen, der täglich mit solchen Frauen umzugehen hat. Die Carcinomstationen der großen Frauenkliniken sind der Ort, wo diese Frauen zusammenströmen und Linderung ihrer Leiden suchen. So ist das in dieser Schrift zusammengetragene Material in der Universitäts-Frauenklinik Berlin gesammelt. Es verdient deswegen Beachtung, weil es die vorhandene Ansicht beseitigt, daß der Gebärmutterkrebs den Knochen nicht befällt. Wie der Leser sehen wird, geht das Carcinom vom Parametrium aus in die seitliche Beckenwand, von den retroperitonealen Drüsen aus in die Wirbelsäule und in das Kreuzbein. Röntgenbilder und Sektionspräparate haben uns dies so oft bewiesen, daß wir sagen dürfen, daß es sich hier um typische Krankheitsbilder handelt, die genau so zur Klinik der vorgeschrittenen Gebärmuttercarcinome gehören, wie z. B. das Befallensein von Blase und Rectum. Der eine von uns (PHILIPP) hat in einigen Arbeiten der letzten Jahre (Zbl. Gynäk. 1932, Nr 1 u. Nr. 46) Fälle dieser Art beschrieben.

Weitere Erforschung des Krankheitsbildes, insbesondere seine Untermauerung durch Obduktionsbefunde, die die Richtigkeit der Röntgenbefunde bestätigten, rechtfertigt jetzt die Darstellung in Form einer kurzen Monographie, zumal die Kenntnis dieser Dinge für die ärztliche Praxis von Wichtigkeit ist und zur Anwendung des Röntgenbildes bei unklaren Beschwerden auffordert. Abgesehen davon aber gibt die Beschäftigung mit diesen interessanten Dingen interessante Einblicke in die Biologie der Carcinomzelle. Lange Zeit, über Jahre hin, kann sie nach Entfernung des lokalen Krebsherdes klinisch latent in den regionären Drüsen am Leben bleiben, bis es schließlich zum merkbaren Wachstum und dann zur Entdeckung des Rezidivs kommt. Die therapeutischen Aussichten sind beim fortgeschrittenen Carcinom, beim Rezidiv und bei den Metastasen trostlos; ein Ansporn für den Praktiker zur Früherkennung und Frühbekämpfung. Noch viel zu viele Carcinome werden vom Arzt der Klinik zugeführt, wenn es zu spät ist.

Bei den Aufnahmen der Röntgenbilder erfreuten wir uns der Unterstützung durch die Röntgenassistentinnen der Klinik, insbesondere von Frl. GLAUE und Frl. STOLTE.

Der Verlagsbuchhandlung JULIUS SPRINGER gebührt für die Ausstattung des Buches unser besonderer Dank.

Berlin, im August 1933.   **Die Verfasser.**

Inhaltsverzeichnis.

　　　　　　　　　　　　　　　　　　　　　　　　　　　　　Seite
I. Schwierigkeiten der Diagnostik von Rezidiven und Metastasen im Knochen 1
II. Ausbreitungsformen der Rezidive und Metastasen im Knochen . . . 3
　　1. Direkte Ausbreitung auf die Nachbargewebe 3
　　2. Etappenmäßige Ausbreitung auf dem Lymphwege 11
　　3. Atypische Ausbreitungsformen 25
　　4. Ausbreitung auf dem Blutwege 29
III. Klinische Symptomatologie der Knochen-Rezidive und -Metastasen und ihre Therapie 33
IV. Schlußfolgerungen für die Carcinomtherapie 39

I. Die Schwierigkeiten der Diagnostik von Rezidiven und Metastasen im Knochen.

Das Carcinom der Genitalorgane ist ein dem Frauenarzt so häufig zu Gesicht kommendes Krankheitsbild, daß man glauben sollte, daß es in seinen Erscheinungsformen bis in die letzten Einzelheiten bekannt wäre, und daß es infolgedessen nicht möglich sei, neue Erkenntnisse auf diesem Gebiet zu erwerben. Das ist aber durchaus nicht der Fall. Die Beschäftigung mit Patienten mit weit vorgeschrittenem Carcinom, die oft an den entsetzlichsten Schmerzen leiden und denen wir diese Qualen zu lindern bestrebt waren, führte zur häufigen Benutzung des Röntgenbildes. Dabei zeigte sich zu unserer Überraschung, im Gegensatz zur herrschenden Lehre, daß es keineswegs eine Rarität ist, daß der Knochen vom Uteruscarcinom befallen wird. Der Vergleich von Röntgenbildern mit Sektionspräparaten lehrte ferner, daß der Knochen sogar noch öfter befallen ist, als man auf dem Röntgenbild sieht; man erkennt im Röntgenbilde nur weit vorgeschrittenen Knochenfraß, nicht beginnende Prozesse.

Die Beschäftigung mit diesen Dingen führte zwangsläufig zur Revision mancher unserer Anschauungen über die Schmerzgenese. Wir konnten z. B. feststellen, daß der Ischiadicus, dessen Befallensein so häufig angenommen wird, nur sehr selten durch den carcinomatösen Prozeß in Mitleidenschaft gezogen ist. Bei den heftigen Schmerzen handelt es sich vielmehr fast stets um eine Reizung der höher gelegenen Nervenwurzeln.

Der Leser wird sich beim Durchblättern dieses Buches eines Grauens nicht erwehren können.

Entsetzliche Zerstörungen des Knochengerüstes, die mit fürchterlichen Qualen verbunden sind, geben Zeugnis von dem Wachstum und der Ausbreitung des Gebärmutterkrebses, der vor keiner Schranke Halt macht.

Dabei kam es uns bei der über Jahre fortgesetzten Beobachtung unserer Patientinnen deutlich zum Bewußtsein, daß der Gebärmutterkrebs im allgemeinen ein auf das Becken und die regionären Drüsen beschränktes, also ein mehr oder weniger lokales Wachstum aufweist. Dieses lokale Wachstum ist eine Eigenart des Gebärmutterkrebses; die meisten anderen Carcinomformen führen früher und häufiger zur Allgemeinerkrankung.

Wechselvoll wie der ganze Verlauf des Uteruscarcinoms ist das Befallensein der *Portio*. Prozesse, die über Monate auf die Portio beschränkt bleiben, wechseln mit solchen, die rasch über sie hinauswachsen. Im allgemeinen ist der örtliche Prozeß am Halsteil der Gebärmutter größer, als man nach der Betrachtung annimmt. Wenn man systematisch carcinomatöse Uteri, die durch Operation gewonnen sind, untersucht, ist man oft überrascht, wie hoch hinauf in die Cervix ein anscheinend ganz beginnendes Carcinom reichen kann. Der Vergleich der carcinomatösen Cervix mit einem hohlen Zahn ist sehr viel häufiger zutreffend, als man allgemein glaubt. Das Übergreifen des Portiocarcinoms auf die

Scheide wird naturgemäß viel seltener zur Überraschung, da die gynäkologische Untersuchung über diese Form der Erkrankung leicht unterrichtet, wie auch die *parametrane Infiltration* dem geübten Untersucher kaum entgehen kann, die die wichtigste Form der Ausbreitung eines Collumcarcinoms über den Uterus hinaus darstellt. *Wann* das Parametrium ergriffen wird, ist individuell außerordentlich verschieden. In manchen Fällen erfolgt die parametrane Erkrankung sehr früh; in manchen Fällen sehr spät.

Man sieht gelegentlich Fälle, bei denen das Parametrium bei noch lokal sehr kleinen Carcinomen weitgehend carcinomatös infiltriert ist; andererseits sieht man Carcinome mit lokal sehr tiefgreifender Carcinose ohne Befallensein der Parametrien.

Die carcinomatöse Erkrankung der Parametrien ist ein wohl bekanntes Krankheitsbild, da die rectale Diagnose leicht ist, und die Symptome charakteristisch sind. Zum typischen Palpationsbefund gesellen sich oft bald Ödeme im betreffenden Bein, in die Beine ausstrahlende Schmerzen, ferner Kompressionserscheinungen von seiten des betreffenden Ureters. Bei kleinen Prozessen können die Krankheitserscheinungen unverhältnismäßig groß, bei großen Infiltrationen merkwürdig klein sein.

Wenig bekannt ist, daß das Carcinom, wenn es im Bindegewebe der Parametrien sich ausbreitet und an die seitliche Beckenwand gelangt, den *Beckenknochen anfressen kann*. Man kannte zwar vom Obduktionstisch solche seltenen Befunde, doch hat man die Knochenerkrankung wohl stets als *hämatogen* aufgefaßt. Nun werden wir zeigen, daß die hämatogene Verschleppung von Krebspartikeln in den Knochen beim Collumcarcinom zu den Raritäten gehört, während das Angenagtwerden des Knochens von einem in der Nachbarschaft gelegenen carcinomatösen Herd die Regel ist. Natürlich sind — es muß dies zur Verhütung von Mißverständnissen betont werden — solche Knochenprozesse immerhin noch Ausnahmen. Sie gehören nicht zur alltäglichen Erscheinungsform des fortgeschrittenen Genitalcarcinoms.

Eine Zahl für die *Häufigkeit der Knochenprozesse* anzugeben, ist uns vorläufig unmöglich. Selbst wenn man in allen verdächtigen Fällen Röntgenaufnahmen der Beckenknochen machen würde, könnten wir kaum genaue Zahlen bekommen, da *beginnende* Prozesse, wie wir später sehen werden, im Röntgenbild nicht zu erkennen sind. Auch die Sektionsergebnisse sind in der Richtung nicht ohne weiteres verwertbar, da selbst auf dem Obduktionstisch Knochenprozesse leicht zu übersehen sind. Es muß dann schon eine genaue Untersuchung von Beckenknochen und Wirbelsäule vorgenommen werden, und das geschieht bei vorgeschrittenem Carcinom selten. Wir waren jedenfalls zuweilen von der Schwierigkeit überrascht, selbst große Knochendefekte, die wir im Röntgenbilde festgestellt hatten, an der Leiche zu finden. Erst systematisches Suchen ließ sie uns entdecken.

Nach unserem Material würden wir bei vorsichtiger Schätzung die Häufigkeit der Knochenprozesse beim Uteruscarcinom auf mindestens 5% und höchstens auf 10—15% aller Fälle schätzen. Es sind diese Zahlen erstaunlich hoch. Von Klinikern bisher diagnostizierte Knochenerkrankungen beim Uteruscarcinom sind an den Fingern abzuzählen; nur wenige Fälle sind in der Literatur mitgeteilt. Der Pathologe sieht sie naturgemäß häufiger, hier schwanken die Angaben zwischen 1% und weniger und 4—5% als Höchstziffer.

Durchaus möglich scheint es uns zu sein, daß die Knochenprozesse beim Uteruscarcinom heute häufiger zu beobachten sind als früher, zumal die ältere Carcinomliteratur so gut wie keine Angaben darüber enthält. Und es wäre auch durchaus möglich, daß wir sie in zunehmendem Maße zu Gesicht bekommen werden, weil heute die Lebensdauer der Carcinomfrauen verlängert ist. Früher starben sie mehr oder weniger schnell an ihrem Primärtumor. Heut wird der Primärtumor wirksam behandelt — mit Radium bestrahlt oder operiert — und heilt aus, und es kommt unter Umständen erst nach Jahren zu einem Rezidiv, das viel eher infolge seiner räumlichen Nachbarschaft in den Knochen eindringen kann, als der Primärtumor dazu imstande ist. Mit anderen Worten, es fehlte früher die Zeit für die Ausbildung der Knochenaffektion, während sie heute zur Genüge vorhanden ist. Damit stimmt überein, daß fast alle Frauen beim Auftreten der Knochenerkrankung lokal rezidivfrei sind, was durchaus für diese Annahme spricht.

Man darf daraufhin aber nicht in den Fehler verfallen und, wie dies in der französischen Literatur geschehen ist, behaupten, daß die Knochenrezidive eine Art indirekter Bestrahlungsfolge seien, und sie dem Radium zur Last legen. Es kommen, wie wir sehen werden, dieselben Rezidive auch nach Operationen vor; sie haben also mit dem Radium nichts zu tun. Die jetzt zu beobachtende größere Häufigkeit beruht einzig und allein auf der heutigen längeren Lebensdauer der Carcinompatientinnen.

Zu Recht besteht bleibt, daß das Mammacarcinom und auch der Krebs der Prostata den Knochen öfter befallen als der Unterleibskrebs der Frau; doch besteht hier kein prinzipieller Gegensatz, wie man früher annahm. Der Knochen gehört zu den Organen, die auch das Gebärmuttercarcinom bei seiner Ausbreitung in Mitleidenschaft zieht.

II. Ausbreitungsformen der Rezidive und Metastasen im Knochen.

1. Direkte Ausbreitung auf die Nachbargewebe.

Beim Übergang des im Parametrium sich ausbreitenden Carcinoms auf den Knochen erhält man im Röntgenbild ganz typische Bilder. Das erste erkennbare Zeichen ist eine umschriebene Aufhellung im Darmbein, die durch das Annagen des Knochens durch das Carcinom zustande kommt.

Ein Beispiel hierfür ist auf Abb. 1 zu sehen.

Es handelt sich hier um eine Patientin mit einem Ca. colli III, das im November 1930 mit Radium und Röntgenstrahlen bei uns behandelt wurde; bereits damals hatte sie eine Infiltration auf der linken Seite. Nach der Bestrahlung ging es ihr zunächst gut; erst im Juni 1931 kam sie mit Schmerzen im linken Bein wieder zu uns. Auf der am 9. 6. 31 vorgenommenen Röntgenaufnahme sieht man eine geringe Aufhellung im linken Darmbein oberhalb der Linea innominata.

Die beginnenden Stadien dieser Form der Knochenerkrankung sind, wie auch an dieser Abbildung zu sehen ist, nicht leicht zu erkennen und leicht übersehbar; zuweilen kann man erst an der später am Röntgenbild nachweisbaren, schweren Zerstörung rückblickend die beginnenden Stadien deuten.

Die Patientin kam im April 1932 ad exitum, nachdem sich eine große, derbe Infiltration im linken Parametrium ausgebildet hatte.

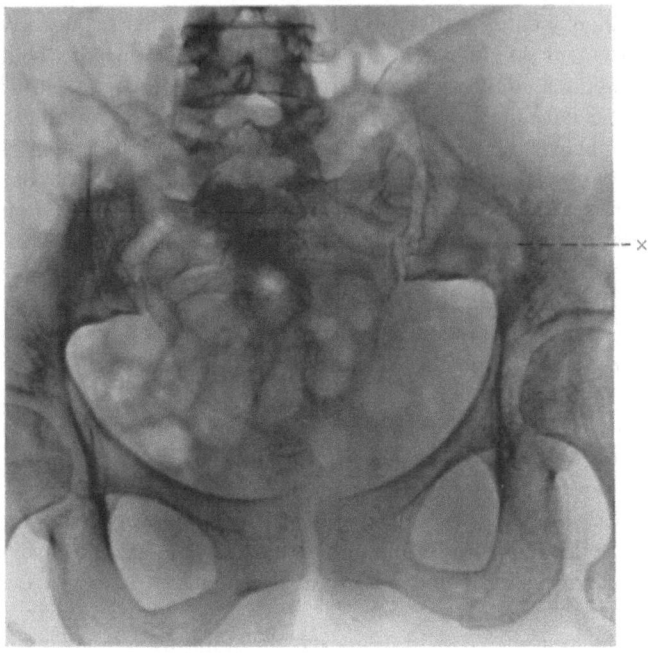

Abb. 1. Carcinoma colli. Infiltration des linken Parametrium. Bei × Aufhellung des linken Darmbeins.

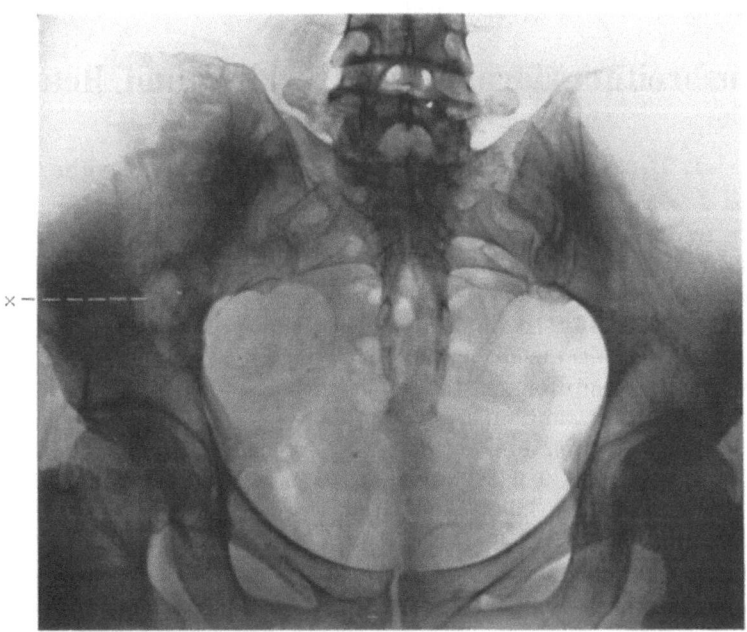

Abb. 2. Carcinoma colli. Infiltration des rechten Parametrium. Bei × Arrosion des rechten Darmbeins. Aufnahme vom 7. 1. 33.

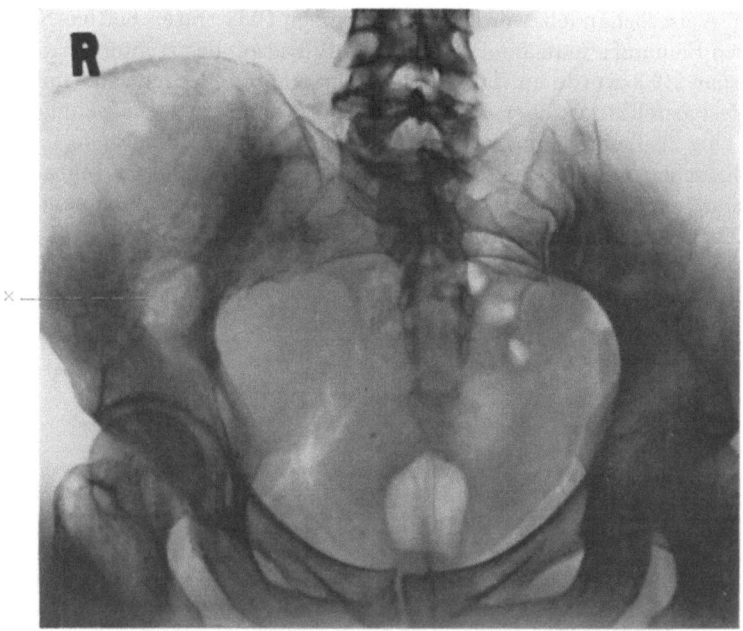

Abb. 3. Carcinoma colli. Derselbe Fall wie auf Abb. 2. Aufnahme vom 24. 3. 33. Bei × die jetzt weiter fortgeschrittene Darmbeinzerstörung.

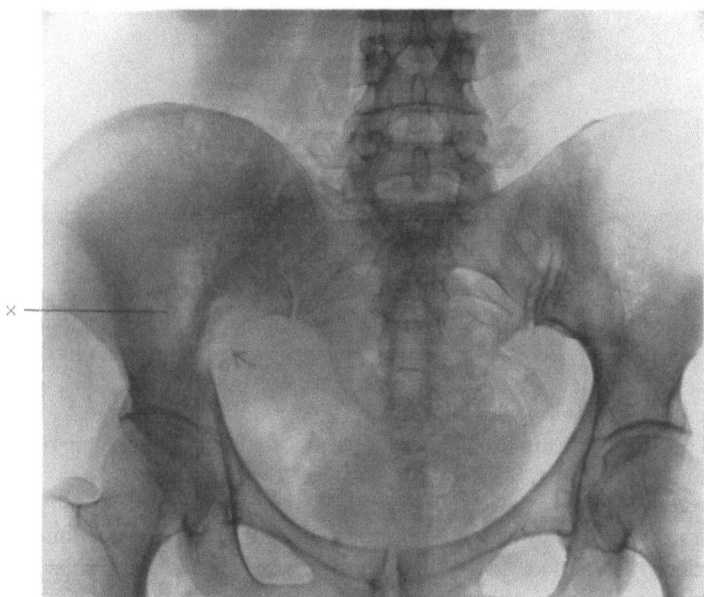

Abb. 4. Carcinoma colli. Infiltration des rechten Parametrium. Bei × Zerstörung der rechten Darmbeinschaufel.

Derselbe Prozeß wird gut illustriert durch die Abb. 2 und 3.

Es handelt sich hier um eine junge Frau von 38 Jahren, die wegen eines Ca. colli III im September 1932 mit Radium und Röntgenstrahlen in der bei uns üblichen Weise behandelt wurde. Im Dezember 1932 traten heftige Schmerzen im rechten Bein auf; man fand eine derbe Infiltration des rechten Parametrium. Im Februar 1933 wurde ein faustgroßer, der rechten Beckenwand aufsitzender Tumor festgestellt. Auf der am 7. 1. 33 vorgenommenen Aufnahme (Abb. 2) besteht eine Aufhellung im rechten Darmbein an typischer Stelle.

Die Knochenarrosion schritt rasch vorwärts. Am 24. 3. 33 erstreckte sich diese Aufhellung bereits sehr viel weiter und tiefer in den Knochen hinein (Abb. 3). Im Mai 1933 kam die Patientin ad exitum.

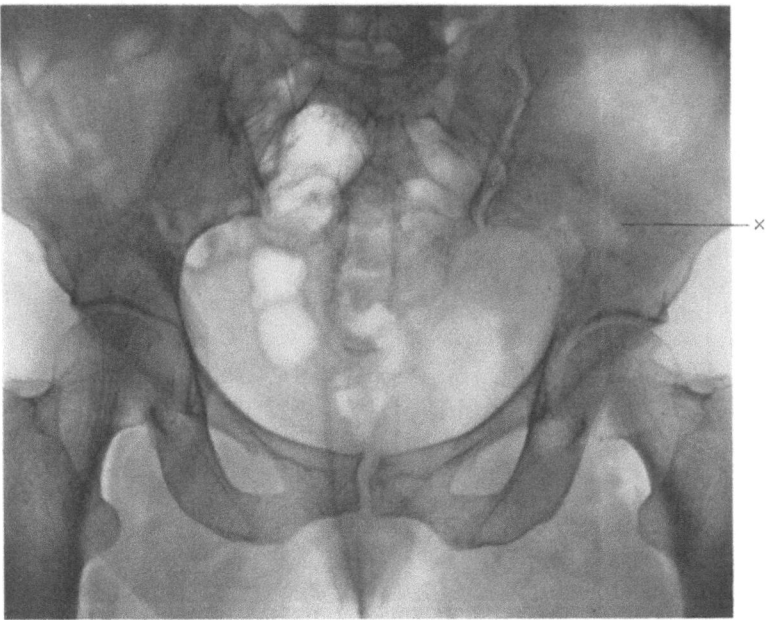

Abb. 5. Carcinoma colli. Infiltration des linken Parametrium. Bei × Einbruch des Carcinoms in die linke Darmbeinschaufel.

Eine ganz ähnliche Knochenzerstörung zeigt Abb. 4. Es handelt sich um eine 44jährige Patientin, die wegen eines Ca. colli II/III im Juni 1929 mit Radium- und Röntgenstrahlen bestrahlt wurde. Im Mai 1930 bekam sie eine Infiltration des rechten Parametrium. Eine bald danach gemachte Röntgenaufnahme (Abb. 4) zeigt eine weitgehende Arrosion des rechten Darmbeins. Eine später angefertigte Röntgenaufnahme zeigt eine fast völlige Zerstörung der rechten Beckenwand. Am 30. 1. 32 kam die Patientin ad exitum.

Bei weiterem Fortschritt der Knochenprozesse kommt es zur deutlichen Konturzerstörung der Linea innominata, die dann im Röntgenbild leicht zu diagnostizieren ist. Die sonst scharfe Knochenlinie erfährt an einer Stelle eine Unterbrechung. Hierher gehören die Bilder, wie sie durch Abb. 5 repräsentiert werden. Es stammt dies Bild von einer 55jährigen Patientin, die wegen eines Ca. colli III im März und April 1931 bei uns mit Radium bestrahlt wurde, nachdem sie vorher außerhalb Röntgenstrahlen erhalten hatte.

Im Februar 1932 bekam sie Schmerzen in der linken Seite. Im Mai 1932 wurde eine Infiltration des linken Parametrium festgestellt, die mit einer dicken Schwellung des linken Beines einherging. Eine um jene Zeit gemachte Aufnahme (Abb. 5) zeigt den Einbruch des carcinomatösen Prozesses in die linke Darmbeinschaufel.

Im November 1932 kam die Frau ad exitum.

Nach und nach zehrt das Carcinom weite Teile des Hüftbeins auf, was im Röntgenbild gut zu verfolgen ist. Charakteristisch für solche Prozesse ist, daß sie im allgemeinen langsam ablaufen; sie können sich über Jahre erstrecken. Es ist ja der Verlauf der Rezidive des Genitalcarcinoms überhaupt ein außerordentlich variabler; manche führen rasch ad exitum; manche bleiben über

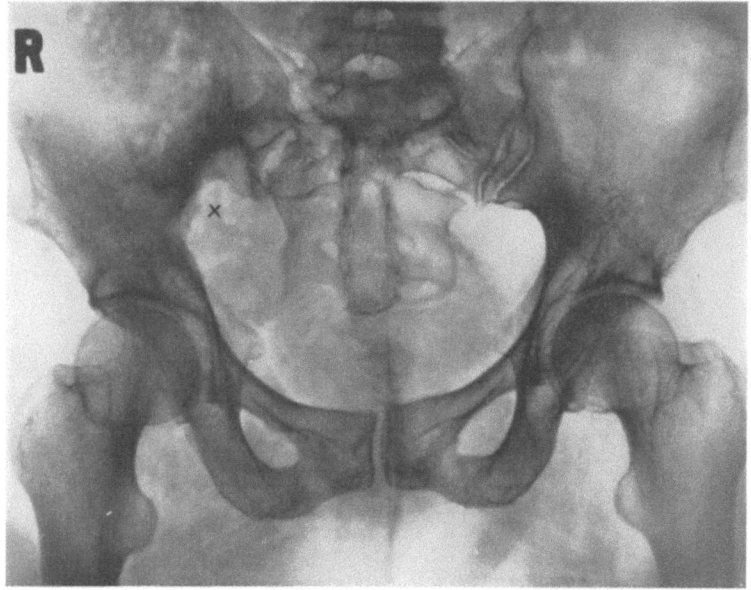

Abb. 6. Carcinoma colli. Infiltration des rechten Parametrium. Bei × Zerstörung der rechten Darmbeinschaufel. Aufnahme vom 17.11.30.

viele Jahre stationär, auch ohne Behandlung. Man muß dies wissen, da bei Unkenntnis dieser langen, durchaus biologischen Abläufe häufig Therapieerfolge abgeleitet und publiziert werden, die in Wirklichkeit keine sind.

Als Beispiel eines ziemlich langsamen Ablaufs dienen die Abb. 6—8.

Es handelt sich um Ca. colli inop. (mikroskopisch: atypisches Plattenepithelcarcinom) bei einer 56jährigen Patientin.

Am 20.3.1926 92 mg Ra. El. für 24 Stunden.

Am 27.3.1926 81 mg Ra. El. für 24 Stunden.

Anschließend Röntgentiefenbestrahlung. Rezidivfrei bis Februar 1928; jetzt wurde eine *Verdickung im rechten Parametrium registriert*, die im Laufe der Zeit langsam zunahm und schmerzhaft wurde. Im Sommer 1930 wurden die Schmerzen sehr heftig; das Allgemeinbefinden wurde schlecht. Es entwickelte sich ein großes parametranes Rezidiv. Im November 1930 wurde die erste Röntgenaufnahme gemacht und die Diagnose auf Beckenknochenarrosion gestellt.

Abb. 6 zeigt das am 17.11.30 aufgenommene Röntgenbild. Man sieht eine Arrosion der Darmbeinschaufel vor der rechten Articulatio sacroiliaca.

Abb. 7 stammt vom 5. 5. 31. Der Unterschied gegen die erste Aufnahme ist nicht sehr groß. Hier reicht die Arrosion schon weiter auf die rechte Darmbeinschaufel. Interessant ist, daß die Patientin in dieser Zeit noch relativ gut zu Fuß war.

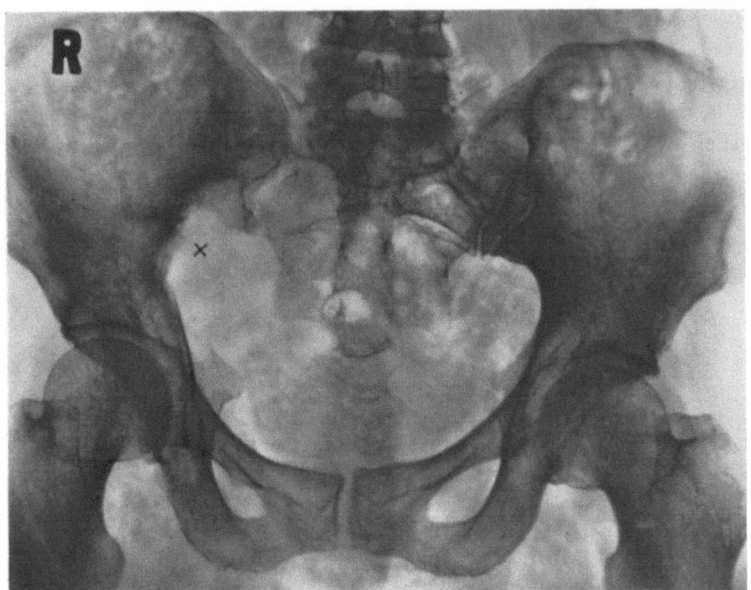

Abb. 7. Dieselbe Patientin wie auf Abb. 6. Aufnahme vom 5. 5. 31.

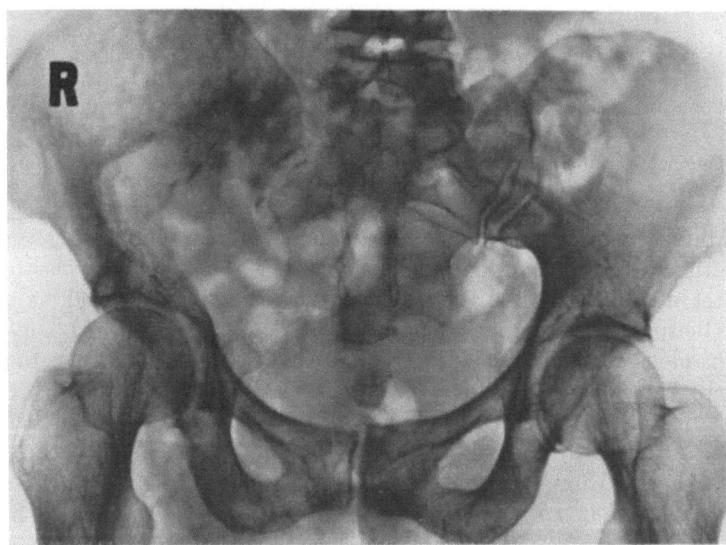

Abb. 8. Dieselbe Patientin wie auf Abb. 6 und 7. Aufnahme vom 15. 8. 31.

Wir haben dann die Patientin im Laufe der Zeit vielfach mit Röntgenstrahlen bestrahlt, und zwar nach der COUTARDschen Methode.

Abb. 8 vom 15. 8. 31 zeigt den inzwischen erfolgten raschen Fortschritt des Knochenprozesses. Ein großer Teil des Darmbeins ist ergriffen.

Dieser Fall zeigt die oben angedeuteten Charakteristika: Oberflächliche Heilung nach Radiumbestrahlung; Auftreten eines parametranen Rezidivs 2 Jahre später; nach weiteren 2 Jahren geht dieses Rezidiv in die Beckenschaufel hinein. Bei relativ langsamem Fortschritt der Knochenerkrankung hatte die Patientin dauernd heftige Schmerzen im rechten Bein. Im September 1932 kam sie ad exitum.

Bei weiterem Fortschreiten des carcinomatösen Prozesses kann schließlich die ganze Beckenhälfte zerstört werden.

In einem Fall hatte das Carcinom Hüft-, Scham-, Sitz- und Kreuzbein so weitgehend aufgefressen, daß es zu einer Art zentraler Luxation des Oberschenkel-

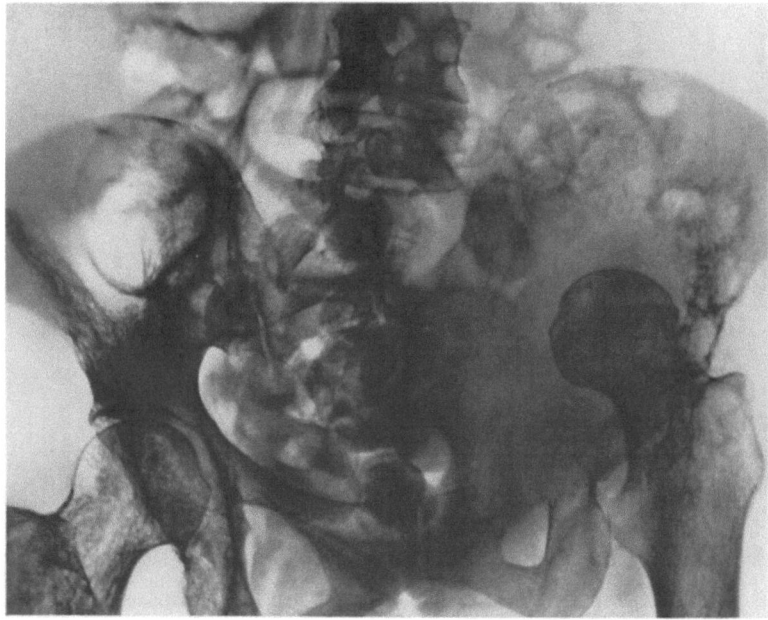

Abb. 9. Carcinoma colli. Infiltration des linken Parametrium. Weitgehende carcinomatöse Zerstörung der linken Beckenhälfte mit Einbruch des Oberschenkelkopfes in die Carcinommasse.

kopfes kam. Der Femurkopf war weit in das Becken hineingetrieben, so daß das betreffende Bein verkürzt erschien.

Es handelt sich um eine 35jährige Patientin. Am 13. 4. 29 wegen eines Ca. colli I (mikroskopisch: atypisches Plattenepithelcarcinom) vaginale Radikaloperation nach 2maliger Radiumvorbestrahlung des Carcinoms. Anschließend Röntgentiefenbestrahlung. Im April 1930 Anschwellen des linken Beines; es wurde fälschlich eine Thrombophlebitis angenommen bei gleichzeitigem Verdacht auf ein Drüsenrezidiv. Danach trat wieder Besserung ein; erst im Januar 1931 wurde ein sicheres Rezidiv im linken Parametrium festgestellt.

Am 23. 4. 31 kam die Patientin in schlechtem Zustand in die Klinik. Sie klagte über Schmerzen im linken Bein, sie könnte schlecht laufen und sei im Nähmaschinennähen, das sie als Heimarbeiterin bis jetzt betrieben habe (!), sehr behindert; infolgedessen bat sie um Einleitung des Invalidenverfahrens, das bisher abgelehnt war.

Eine Röntgenaufnahme vom 8. 6. 31 (Abb. 9) zeigt folgenden Befund: Fast der ganze linke Beckenhalbring mitsamt der Gelenkpfanne ist zerstört; die Arrosion geht weit auf das Kreuzbein über; der linke Oberschenkelkopf ist in das Becken hineingetrieben wie bei einer zentralen Luxation.

Es ist dies ein Grad von Krebszerstörung, wie er grausiger kaum vorstellbar ist.

Wir nahmen die Patientin auf, und sie kam unter heftigen Schmerzen am 18. 7. 31 ad exitum. Sie erhielt noch kurz vor ihrem Tode ihre Invalidenrente; das ganze linke Bein war fast völlig unbeweglich geworden.

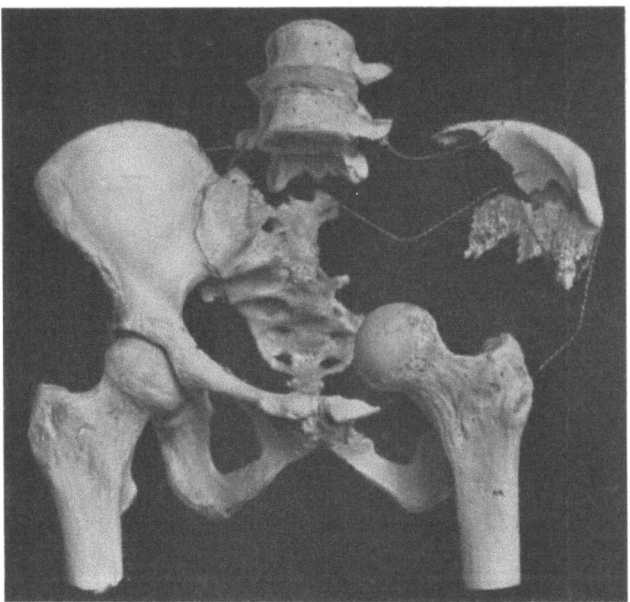

Abb. 10. Knochenpräparat. Derselbe Fall wie auf Abb. 9.

Das Becken wurde bei der Obduktion herausgenommen (Abb. 10). Die Knochensubstanz ist auf weite Strecken weggefressen. Von der linken Beckenschaufel, vom Kreuzbein und dem Schambein stehen nur noch kümmerliche Reste. Es ist dies wohl ein einzig dastehendes Präparat.

Bemerkenswert ist, daß der Knochenfraß hier nicht am Hüftgelenk Halt gemacht hat — Knorpel wird sonst im allgemeinen vom Carcinom nicht befallen.

Wir haben also auch hier ein Carcinom, das durch Operation für einige Zeit geheilt wurde; von einem parametranen Rezidiv ist es dann später zur Arrosion der Beckenwand gekommen.

Die *Symptome* bei dieser Form der Knochenerkrankung brauchen nicht sehr ausgesprochen zu sein; es sind die Erscheinungen der parametranen Infiltration schlechthin. *Schmerzen* können vorhanden sein, aber auch fehlen. *Gehstörungen* sind nicht ausgesprochen; wir haben bei dem oben geschilderten Fall mit völig zerstörter Beckenhälfte erlebt, daß die Frau trotz der gewaltigen Knochenveränderungen noch ihren Unterhalt durch Maschinennähen bestritten hat.

Das einzig verläßliche Zeichen der Knochenzerstörung scheint uns der *Stauchungsschmerz* zu sein. Klopft man mit der Faust gegen die Fußsohle des gestreckten Beins oder an den Beckenkamm, so wird Schmerz an der Stelle der Knochenarrosion empfunden und angegeben.

Kann man bei nachweisbarem parametranen Infiltrat diesen Stauchungsschmerz auslösen, so darf man mit großer Wahrscheinlichkeit eine Beckenknochenarrosion annehmen. Das *Röntgenbild* wird dann häufig die *Diagnose* sichern. Allerdings keineswegs immer; der Knochenprozeß, den man im Röntgenbild nachweisen kann, muß schon eine ganz respektable Größe erreicht haben; beginnende Prozesse sieht man noch nicht. So bestanden bei einer Frau schon lange klinisch die Symptome der Knochenarrosion, eine ganze Reihe Röntgenbilder wurden angefertigt, ohne daß am Knochen etwas zu entdecken war. Erst später wurde die Beteiligung der Knochen auch im Röntgenbilde manifest.

Die *Prognose* dieser Form der Knochenerkrankung ist infaust; alle Fälle, die wir gesehen haben, schreiten unaufhaltsam fort und trotzen jeder Therapie. Bestimmte Anhaltspunkte über die Schnelligkeit des Fortschrittes lassen sich nicht angeben. Wir haben erlebt, daß trotz dieser Knochenbeteiligung die Frauen noch $1^{1}/_{2}$ Jahr bis 2 Jahre am Leben blieben. Meistens tritt der Tod aber früher ein, bedingt durch sekundäre Erkrankungen, in erster Linie der aufsteigenden Harnwege.

Die parametranen Prozesse mit Knochenbeteiligung treten nach den verschiedenen Formen der Behandlungen auf, sowohl nach Bestrahlung wie nach Operation. Die vorausgegangene Behandlung ist also nicht von ausschlaggebender Bedeutung. Im allgemeinen treten diese Prozesse im ersten oder zweiten Jahr nach der Behandlung auf, es kann aber auch ein längeres Intervall von 3 Jahren und mehr bestehen.

2. Etappenmäßige Ausbreitung auf dem Lymphwege.

Ebenso häufig wie diese Prozesse in der seitlichen Beckenwand bekommt man Knochenveränderungen zu Gesicht, die mehr median, längs der großen Gefäße liegen. *Hierbei handelt es sich um Knochenprozesse, die von carcinomatös erkrankten Drüsen ausgehen, und zwar von den iliacalen und aortalen.* Je nach dem befallenen Drüsenabschnitt können Wirbel, Kreuzbein oder Darmbein befallen sein.

Zahl und Lage der beim Uteruscarcinom befallenen Lymphdrüsen wechseln außerordentlich. Man bekommt auf dem Sektionstisch weit fortgeschrittene Carcinome zu Gesicht, die das ganze Becken ausfüllen, ohne daß höher gelegene Drüsenstationen befallen sind. Andererseits gibt es lokal scheinbar ganz begrenzte Collumcarcinome, bei denen schon die Lymphbahnen und die Lymphdrüsen vor der Wirbelsäule mit Krebszellen vollgestopft sind. Es hängt dies von uns noch völlig unbekannten Faktoren ab.

Aus diesen Darlegungen erklärt sich, daß man gelegentlich ein vermeintlich sehr gutes Carcinom behandelt und eine gute Prognose stellt, während schon bald nach der Operation oder Bestrahlung sich Zeichen von Rezidiv oder Metastasen einstellen. So stammt das Drüsenpräparat (Abb. 11) von einer Frau, die wegen eines „beginnenden" Portiocarcinoms vaginal radikal operiert worden war und wenige Tage post operationem interkurrent starb. Zur allgemeinen Überraschung fand man eine gewaltige Ausbreitung des Carcinoms auf dem

Lymphwege, die niemand erwartet hatte; die carcinomatösen Drüsen erstreckten sich von der Hypogastrica bis hoch hinauf zur Aorta.

Zunächst sind die befallenen Drüsenknoten mikroskopisch klein, sie bekommen dann Erbsengröße und werden nach und nach größer, konfluieren und bilden riesige Drüsenpakete, die mit der Umgebung fest verbacken. Das ist das Gleiche beim Carcinom des Uterus wie bei dem der Adnexe. Besonders oft sieht man bei manchen Formen von Ovarialcarcinom solche großen, vor der Wirbelsäule gelegenen Drüsen tumoren.

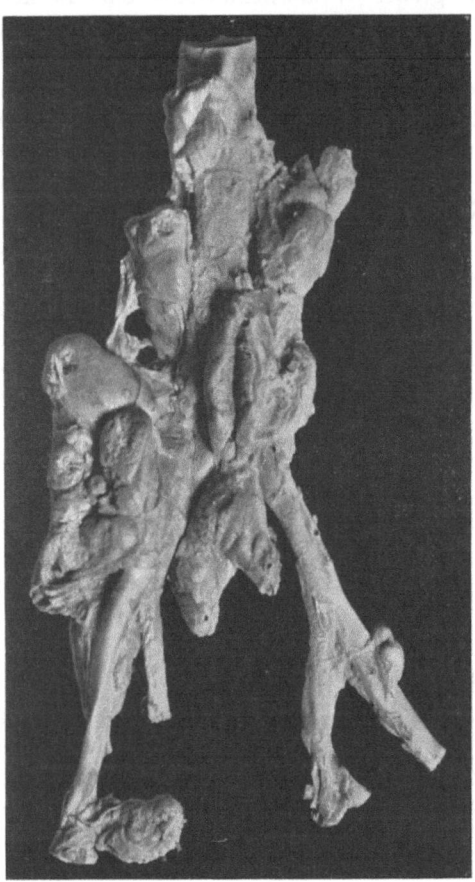

Abb. 11. Carcinoma colli. Carcinomatöse Lymphdrüsen im Verlauf der Aorta und der Arteriae iliacae.

Diese Drüsenpakete schaffen sich rücksichtslos Platz; sie umwachsen die großen Gefäße, ohne sie zu arrodieren, und komprimieren sie, wodurch es zur Stauung in den unteren Extremitäten kommen kann. Sie wachsen in Muskeln, Fascien und Bindegewebe hinein und nagen die Wirbelsäule an. Es entstehen schließlich so große Tumoren, daß alle anderen Organe verdrängt werden, und sie schließlich den unteren Bauchraum allein auszufüllen scheinen (Abb. 12 und 20).

Wenn die Drüsen die austretenden Nervenwurzeln umwachsen, wozu es naturgemäß stets kommt, entstehen die charakteristischen Schmerzen, die so heftig werden, daß die Patientinnen zur Raserei getrieben werden. Einen derartig heftigen Schmerz findet man bei keiner anderen Form der Krebsausbreitung im Becken, einzig und allein bei dem Druck der carcinomatösen Drüsen auf die Nervenwurzeln. Der Schmerz ist häufig das einzige *Symptom* der carcinomatösen Lymphdrüse. Allerdings fehlt er oft bei der *beginnenden* Erkrankung, da die Drüsen noch klein sind und keinen Raum beanspruchen.

An die vor der Wirbelsäule gelegenen Drüsen und Drüsenpakete kommt man bei der kombinierten Untersuchung im allgemeinen nicht heran, es sei denn, daß, wie es bei fortgeschrittenen Fällen vorkommt, das ganze Becken mit Carcinom ausgemauert ist. Manchmal kann man allerdings bei weichem Parametrium seitlich vom Uterus die hypogastrischen Drüsen fühlen. Die höher gelegenen Drüsenetappen entziehen sich aber der Palpation, sofern sie nicht bereits eine respektable Größe erreicht haben. Die schwere subjektive

Beeinträchtigung des Allgemeinbefindens kontrastiert infolgedessen häufig mit dem fehlenden Untersuchungsbefund.

Eine gelegentlich vorhandene *Schwellung eines oder beider Beine* kommt zustande durch Kompression der großen Gefäße infolge der Umwachsung durch die carcinomatösen Lymphdrüsen. An den Leichenpräparaten (z. B. Abb. 20 und 25) ist die Kompression häufig deutlich nachzuweisen. Trotz der oft sehr starken Gefäßkompression ist eine Thrombose meistens nicht vorhanden.

Die *Arrosion des Knochens* durch die carcinomatösen Drüsen, mit der wir uns jetzt befassen wollen, braucht klinisch keinerlei spezifische Erscheinungen hervorzurufen. Abgesehen von dem Stauchungsschmerz weist meistens nichts auf die Knochenarrosion hin. Bei weiter fortgeschrittenen Prozessen hilft das Röntgenbild weiter.

Überblickt man eine größere Reihe von Röntgenbildern und vergleicht sie mit Leichenpräparaten, *so erkennt man, daß überall dort, wo die großen Gefäße mit ihren Drüsen sich in der Nachbarschaft von Knochen befinden, das Carcinom von den Drüsen aus in den Knochen hineinwachsen kann.*

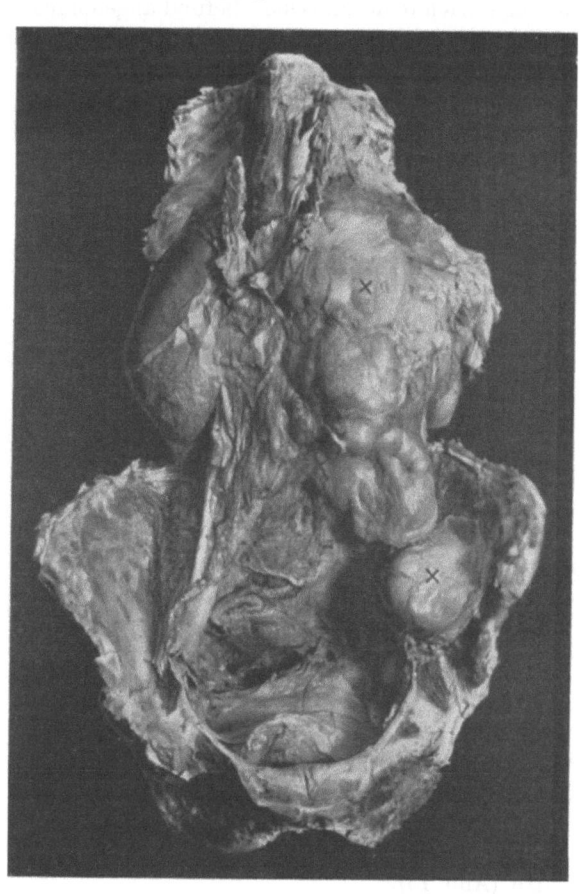

Abb. 12. Carcinoma colli. Großes Lymphdrüsenpaket (×) links neben und vor der Wirbelsäule, sich bis in die linke Beckenhälfte erstreckend. Die rechte Seite ist frei von Drüsen; hier ist die rechte Niere sichtbar.

Die Teilungsstelle der Iliaca liegt vor der Ileosacralfuge. Die großen Gefäße laufen vor dem Kreuzbein und den Wirbelkörpern. *Das gesamte Knochengerüst dieser Strecke vom Ileosacralgelenk bis hoch hinauf zu den Lendenwirbeln kann vom Krebs angefressen werden.*

So findet man nicht so selten eine Arrosion eines Kreuzbeinflügels oder der benachbarten hinteren Darmbeinabschnitte von den iliacalen Drüsen aus. Es kann durch Einwuchern des Krebses zum Defekt eines ganzen Kreuzbeinflügels kommen, es kann auch zum großen Substanzverlust an dem Teil des Darmbeinflügels kommen, der an das Kreuzbein grenzt. Große Lücken können auf diese Weise am hinteren Beckenring entstehen.

Als ein gutes Beispiel für einen derartigen Prozeß kann die Abb. 13 gelten.

Es handelt sich um eine 52jährige Frau mit einem Collumcarcinom, das nach der vaginalen Untersuchung als beginnend (Ca. colli I) angesprochen wurde. Am 4. 1. 32 wurde bei der Patientin eine vaginale Radikaloperation ausgeführt. Am Operationspräparat zeigte sich, daß der Prozeß keineswegs im Beginn war, wie man nach dem klinischen Befund angenommen hatte. Die Cervix war durch einen bis zum inneren Muttermund reichenden Carcinomknollen tonnenartig aufgetrieben. Die Frau bekam eine Röntgennachbestrahlung in Form einer Konzentrationsbestrahlung.

Im Mai 1932 fühlte man gelegentlich einer Nachuntersuchung einen zunächst kleinen Rezidivknoten rechts und hinten an der Beckenwand. Im August fühlte

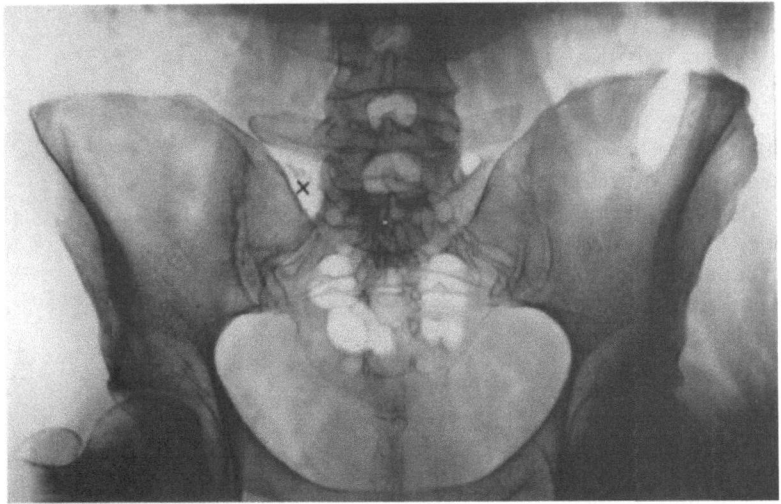

Abb. 13. Carcinoma colli. Drüsenmetastase. Bei × carcinomatöser Defekt des rechte Kreuzbeinflügels. Aufnahme vom 30. 8. 32.

man hier eine tumorartige Verdickung. Es war dies ein rechts hinten gelegenes, carcinomatöses Drüsenpaket, das bereits damals den Kreuzbeinflügel angenagt hatte (Abb. 13).

Die Aufnahme vom 30. 8. 32 zeigt rechts an der oberen Spitze des Kreuzbeinflügels einen Defekt. Unterhalb des Defektes besteht eine Aufhellung, die, wie aus dem Vergleich mit später gemachten Aufnahmen hervorgeht, auf einem bereits tiefen Eindringen des Carcinoms in den Knochen beruht. Eine ein halbes Jahr später, am 29. 12. 32, bei derselben Frau vorgenommene Aufnahme zeigt einen sehr viel größeren Defekt im Kreuzbeinflügel; der destruktive Prozeß greift über die Articulatio sacroiliaca und auf das Darmbein über. Eine letzte Aufnahme vom 7. 2. 33 zeigt auch ein Fortschreiten auf den Kreuzbeinkörper.

Bei der Obduktion fand sich das ganze Becken angefüllt mit Carcinom; vor der Lendenwirbelsäule und dem Kreuzbein lagen große carcinomatöse Drüsenpakete.

Besonders lehrreich war uns hier, wie wir das auch bei anderen und oben bereits erwähnten Fällen bestätigt fanden, daß die Erkennung des Eindringens des Carcinoms in den Knochen am Leichenpräparat keineswegs einfach ist;

man kann diese Prozesse sehr leicht übersehen, wenn man sich, wie dies häufig geschieht, mit der Feststellung begnügt, in welcher Weise die Beckenweichteile durch das Carcinom in Mitleidenschaft gezogen sind. Erst wenn man auch das knöcherne Becken herausnimmt und schneidet, erkennt man die Knochenzerstörung, und selbst dann kann diese Feststellung makroskopisch schwer sein. Das ist dadurch zu erklären, daß die Knochenkonturen durch die starken Bandmassen im großen und ganzen erhalten bleiben, so daß erst genauere Betrachtung ihre Zerstörung erkennen läßt.

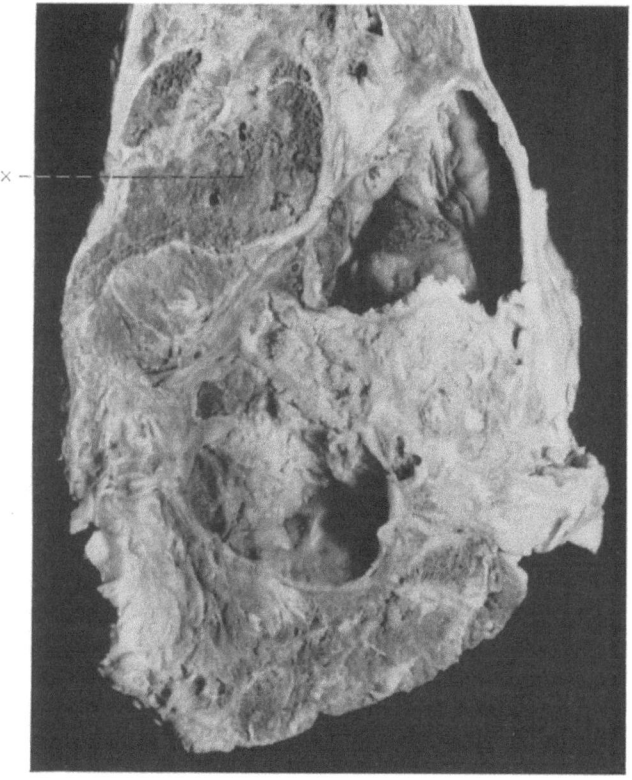

Abb. 14. Leichenpräparat. Derselbe Fall wie auf Abb. 13. Bei × von Carcinom durchsetzter Kreuzbeinflügel.

So stellt Abb. 14 einen paramedialen Schnitt durch das Becken dieser Frau dar (s. dazu Röntgenbild Abb. 13). Der Schnitt ist durch die Sacroiliacalfuge gelegt, dort wo das Röntgenbild die stärkste Zerstörung des Knochens aufweist. Große Weichteilmassen waren mit Carcinom durchsetzt, aber gerade der Knochen, an dem wir schwerste Veränderungen erwartet hatten, schien bei flüchtiger Betrachtung intakt. Erst bei genauerem Zusehen entdeckten wir, daß das ganze Knochenmark von Carcinom durchsetzt war.

Die nächst höhere Etappe der befallenen Drüsen sind die aortalen. Von hier aus kann das Carcinom sich in den Wirbelkörper hineinfressen. Das sind meistens der 3. und 4. Lendenwirbel, aber gelegentlich auch höher gelegene unter

Überspringen der tieferen. Die Drüsenpakete liegen, wie man sich am Leichenpräparat immer wieder überzeugen kann, nicht vor, sondern mehr seitlich am Wirbelkörper (Abb. 12 und 20), und so ist es erklärlich, daß zunächst nicht die Mitte, sondern die seitliche Partie des Wirbelkörpers arrodiert wird. Dies wird auch durch die meist einseitig auftretenden Schmerzen bewiesen, weil die großen Nervenstränge seitlich der Wirbelkörper den Wirbelkanal verlassen. Ganze Stücke werden aus dem Wirbelkörper herausgefressen, bis schließlich der Wirbel zusammenbricht.

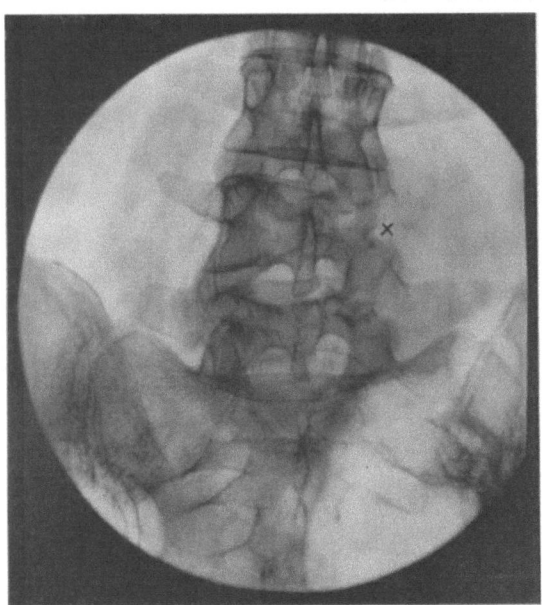

Abb. 15. Carcinoma colli. Hochsitzendes Drüsenrezidiv. Bei × Zerstörung des 4. Lendenwirbels.

Im *Röntgenbilde* sind diese Dinge nicht immer leicht zu erkennen. Man ist beim Vergleich von Sektionspräparat und Röntgenbild immer wieder überrascht, daß manche Carcinomherde im Wirbel im Röntgenbild nicht sichtbar werden. Erst wirklich große Zerstörungen lassen sich im Röntgenbilde feststellen. Wirbelmetastasen müssen, um röntgenologisch darstellbar zu werden, nach BAENSCH mindestens 1—1,5 cm im Durchmesser besitzen.

Zuerst wird der Knochenprozeß im Röntgenbild dadurch sichtbar, daß die Kontur des Wirbelkörpers an einer Stelle unterbrochen wird. Es wird dann der Defekt sichtbar, und schließlich sackt der Wirbel zusammen.

Hierfür einige Beispiele: Abb. 15 zeigt deutlich das seitliche Annagen des Wirbelkörpers. Bei der 43jährigen Patientin wurde im April 1927 eine vaginale Radikaloperation vorgenommen. Anschließend Röntgentiefenbestrahlung. Die Frau war rezidivfrei bis März 1931; sie bekam jetzt Schmerzen in der linken Seite. Bei der vaginalen Untersuchung war damals noch das Becken frei; später fühlte man hoch oben eine Resistenz, die als hochsitzendes Drüsenrezidiv angesprochen werden mußte.

Eine am 27.7.31 vorgenommene Röntgenaufnahme (Abb. 15) zeigt eine Arrosion des 4. Lendenwirbelkörpers links und eine Asymmetrie dieses Wirbelkörpers, was auf ein Zusammenbrechen der Knochensubstanz zurückzuführen ist. Der betreffende Querfortsatz ist nur undeutlich zu erkennen. Das kommt nicht etwa daher, daß er in den carcinomatösen Prozeß einbezogen wird — das ist anatomisch unmöglich —; es beruht dies vielmehr, wie wir später sehen werden, darauf, daß vor ihm ein großes Drüsenpaket liegt, das ihn verdeckt und nicht zur Darstellung kommen läßt. Die Patientin bekam zunehmende Schmerzen im linken Bein und in der linken Hüfte. Im November 1931 starb sie unter großen Qualen.

Der nächste hierher gehörige Fall ist deswegen besonders bemerkenswert, weil wir ihn von dem ersten Beginn der Knochenerkrankung bis zum Zusammenbruch des Wirbelkörpers verfolgen konnten. Es war dies eine 40jährige Frau,

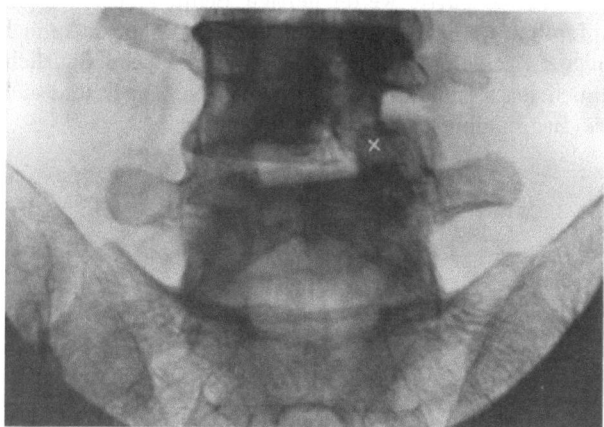

Abb. 16. Carcinoma colli. Hochsitzendes Drüsenrezidiv. Bei × beginnende Zerstörung des 4. Lendenwirbels.

die im Jahre 1929 — sie war damals in Südafrika — ein Collumcarcinom bekam. Ein Arzt operierte sie und nahm das Corpus heraus, das Collum mit dem Carcinom jedoch ließ er zurück und schickte die Frau nach Deutschland zur

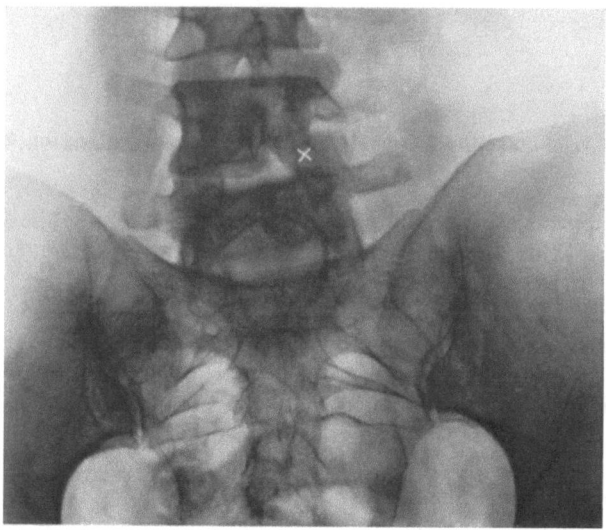

Abb. 17. Derselbe Fall wie auf Abb. 16. Aufnahme ¹/₄ Jahr später gemacht.

Radiumbestrahlung, die sie im Frühjahr 1929 bei uns erhielt. Der Patientin ging es zunächst gut bis zum Dezember 1930. Jetzt klagte sie über unbestimmte Beschwerden, die man zunächst als Narbenzug deutete. Die Schmerzen wurden aber immer stärker und stärker, bis sich eine „Ischias" des linken Beins einstellte. Es war dies im Juli 1931. Damals — anschließend ging die Patientin nach Polzin zu einer Kur — machten wir die erste Aufnahme der Wirbelsäule dieser Patientin, die uns noch keinen Aufschluß gab.

Die Frau kam im September 1931 aus Polzin zurück, die Kur hatte ihr gar nichts geholfen, sie hatte weiter heftige Schmerzen. Wir machten jetzt wieder eine Aufnahme (Abb. 16), und auf ihr sieht man, daß die Interartikulationspartie links zwischen 4. und 5. Lendenwirbel sehr deutlich hervortritt. Man erkennt auch jetzt eine Aufhellung im Wirbelkörper und sieht vor allem, daß die untere Begrenzung des Wirbels defekt ist.

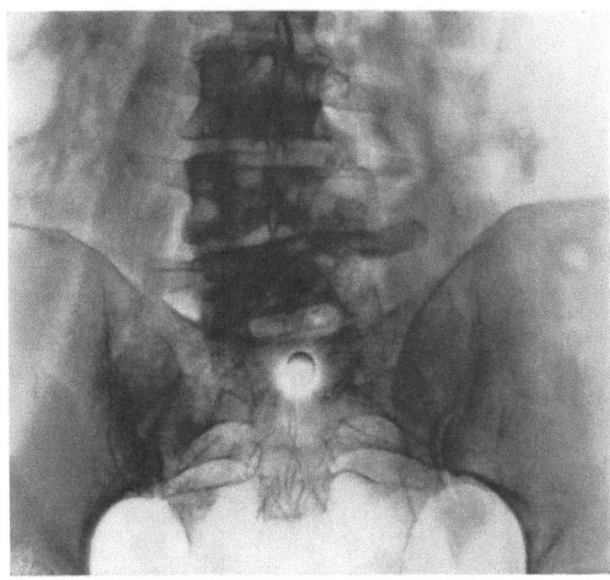

Abb. 18. Derselbe Fall wie auf Abb. 16 und 17. Aufnahme ¹/₂ Jahr später gemacht. Zusammenbruch des 4. Lendenwirbels links.

Ende Dezember 1931 kam die Frau wieder und klagte, daß die Versicherung ihr trotz ihrer Schmerzen die Rente entzogen habe; der Vertrauensarzt könne nichts finden. In der Tat war im Becken nichts zu fühlen; doch bestand jetzt ein deutlicher Klopfschmerz der Wirbelsäule. Man sah der Frau an, daß ihr alle Bewegungen außerordentlich schwer fielen. Wir machten wiederum eine Aufnahme (Abb. 17) und auf ihr erkennt man den weiteren Fortschritt des Prozesses. Die untere Begrenzung des Wirbels ist nur auf der rechten Seite intakt, links fehlt sie ganz. Man erkennt den linken unteren Gelenkfortsatz vom 4. Lendenwirbel sehr deutlich. Es fehlt ein ganzes Stück in diesem Wirbel, der stark arrodiert sein muß.

Ein halbes Jahr später kam es zum Zusammenbruch des betreffenden Wirbels, wie aus Abb. 18 deutlich zu ersehen ist. Im Mai 1933 lebte die Patientin noch, war aber nicht mehr transportfähig.

Besonders erwähnenswert ist auch hier der außerordentlich langsame und schleichende Verlauf der Knochenerkrankung. Charakteristisch ist ferner der fehlende klinische Befund — keine fühlbare Infiltration — bei heftigsten Beschwerden.

Versicherungsrechtlich sind solche Fälle besonders wichtig, da der fehlende Tastbefund und die fehlende, zur Rentenanerkennung notwendige objektive Unterlage dazu verleitet, die Patientin in ihren Ansprüchen abzuweisen.

Ganz ähnliche Knochenveränderungen — seitlich am 4. Lendenwirbel — weist Abb. 19 auf. Es handelt sich um eine 36jährige Frau, die wegen einer kleinen blutenden Erosion im Mai 1932 die Klinik aufsuchte. Die Probeexcision ergab ein Carcinom. Es wurde eine vaginale Radikaloperation vorgenommen und anschließend eine Röntgenkonzentrationsbestrahlung verabfolgt. Bis zum Januar 1933 fühlte sich die Patientin vollkommen gesund; jetzt trat ein taubes Gefühl im linken Bein auf. Ein Palpationsbefund war nicht zu erheben; im Becken war alles weich. Im Mai 1933 kam die Patientin in schlechtem Allgemeinzustand in die Klinik, sie hatte seit Januar 12 kg an Gewicht abgenommen.

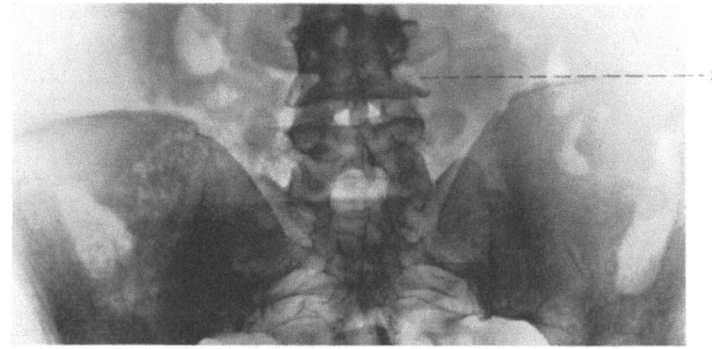

Abb. 19. Carcinoma colli. Hochsitzendes Drüsenrezidiv. Bei × carcinomatöser Defekt am 4. Lendenwirbelkörper.

Sie klagte über heftige Schmerzen im Kreuz und beiden Beinen. Ein Rezidiv war auch jetzt nicht palpabel. Eine am 24. 5. 33 vorgenommene Röntgenaufnahme (Abb. 19) klärte die Sachlage schnell. Es fehlte die Seitenbegrenzung des unteren linken Viertels des 4. Lendenwirbels; hier ist der Wirbelkörper angenagt. In Analogie zu den anderen, genau beobachteten Fällen konnten wir schließen, daß auch diese Arrosion von einem vor der Wirbelsäule liegenden Drüsenpaket ausgeht.

Am 10. 7. 33 kam die Patientin ad exitum. Die Obduktion bestätigte unsere Diagnose und Annahme in jeder Weise. Das kleine Becken war völlig frei von Carcinom, auch die bei der Operation zurückgelassenen Adnexe. Links vor der Lendenwirbelsäule (Abb. 20) lag ein gut faustgroßes Drüsenpaket, das alle hier liegenden Organe umwachsen und eingemauert hatte. Die linke Arteria iliaca war bis zur Lumenlosigkeit komprimiert, die Spermatica thrombosiert, der Ureter stenosiert und oberhalb dilatiert, ebenso das Nierenbecken. Die Aorta war durch Carcinomgewebe von ihrer Unterlage abgehoben. Rechts waren die Drüsen völlig frei.

Etwa fingerbreit links von der Mittellinie wurde ein Sagittalschnitt gelegt (Abb. 21 und 22). Eindeutig erkennt man, daß von dem Drüsenpaket aus das Carcinom in den Körper des 4. Lendenwirbels hineingewachsen ist. Der Wirbelkörper ist auf der linken Schnittfläche zusammengebrochen; auf der rechten Schnittfläche ist das Einwachsen des Carcinoms ebenfalls sichtbar, doch ist hier der Wirbelkörper in seiner Gestalt noch besser erhalten. Die benachbarten Wirbel sind intakt.

Der nächste Fall dieser Gruppe ist dadurch ausgezeichnet, daß hier die eben geschilderten Wirbelveränderungen neben einer Beckenknochenerkrankung bestehen; beide Prozesse sind über viele Monate hin beobachtet worden.

Es handelt sich um eine 41jährige Frau mit einem Ca. colli II (mikroskopisch Plattenepithelcarcinom); deshalb am 30. 11. 28 vaginale Radikaloperation unter

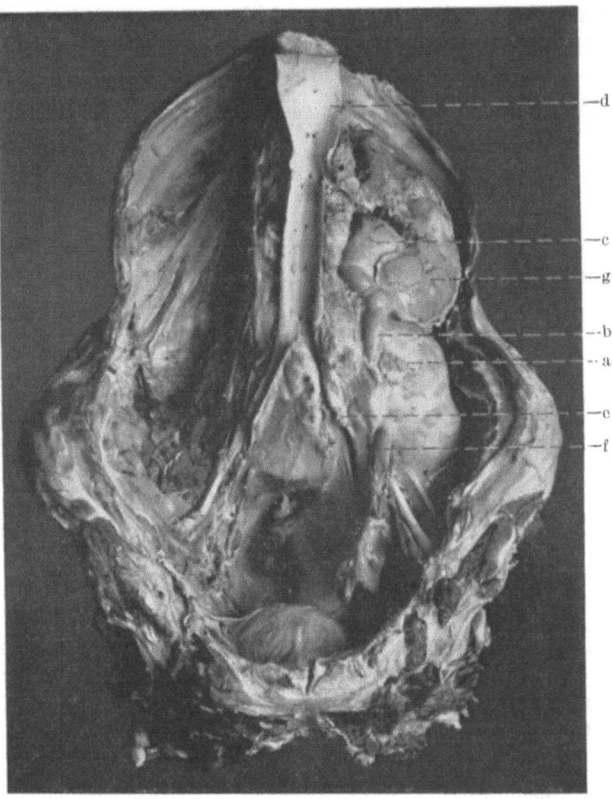

Abb. 20. Carcinoma colli. Leichenpräparat. Derselbe Fall wie auf Abb. 19. Blick von vorn auf Becken und Wirbelsäule. Linksseitiges faustgroßes Drüsenpaket (a). Es komprimiert den Ureter, der oberhalb der Kompressionsstelle dilatiert ist (b), in gleicher Weise wie das Nierenbecken (c). Die Aorta (d) ist durch das Carcinom von ihrer Unterlage abgehoben und vom Carcinom umwachsen; noch deutlicher ist dies an der linken Arteria iliaca (e) zu sehen. Die von den in das kleine Becken hineinhängenden linken Adnexen ausgehende Spermatica (f) ist thrombosiert. g Linke Niere. Das kleine Becken ist frei von Carcinom.

Zurücklassen der Adnexe. Anschließend Röntgentiefenbestrahlung, wobei Patientin 120% in die Tiefe des Beckens erhält. Patientin wurde regelmäßig nachuntersucht und rezidivfrei befunden bis zum März 1931. Jetzt erstmalige Klage über Kreuzschmerzen und Schmerzen im Unterbauch. Bei vaginaler und rectaler Untersuchung ist ein pathologischer Befund nicht zu erheben. Am 18. 5. 31 erstmalig Röntgenaufnahme.

Man sieht einen in seiner linken Hälfte stark angefressenen 5. Lendenwirbel, der bereits etwas zusammengedrückt und dadurch asymmetrisch erscheint. Außerdem besteht ein kleiner kreisrunder Herd in der linken Darmbeinschaufel und eine geringe Aufhellung im linken Kreuzbeinflügel. Am 20. 6. 31 zweite Aufnahme (Abb. 23). Deutliche Vergrößerung des Herdes im Darmbein und im Kreuzbeinflügel. Die Zerstörung im 5. Lendenwirbel ist ebenfalls fortgeschritten.

Am 17. 12. 31 (Abb. 24) ist der 5. Lendenwirbel in seiner linken Hälfte ganz zusammengebrochen; die Darmbein- und Kreuzbeinmetastase ist erheblich gewachsen. Die Patientin hatte entsetzliche Schmerzen auszustehen. Bis zum November 1931 war niemals vaginal eine Infiltration im Becken zu fühlen;

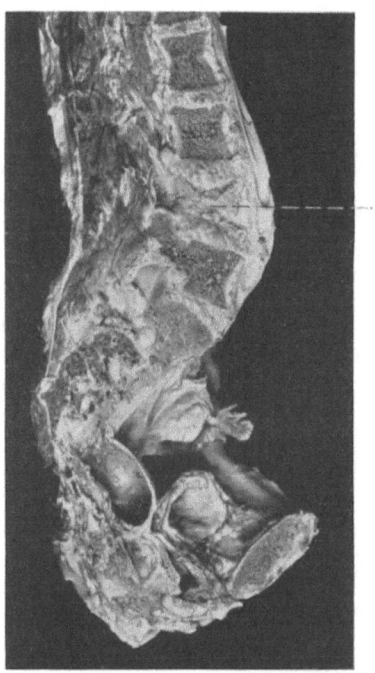 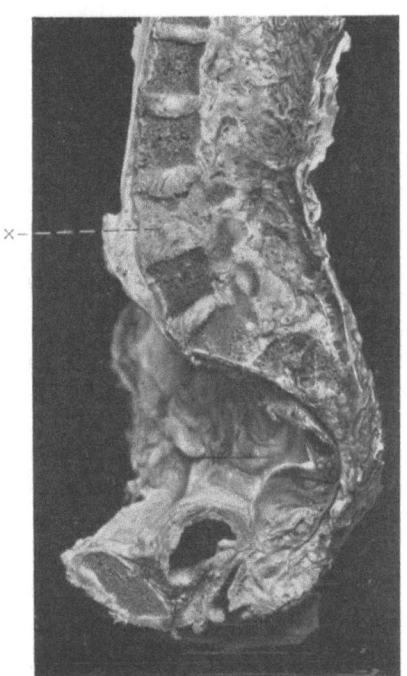

Abb. 21. Sagittalschnitt durch das Becken von Abb. 20; linke Hälfte. Bei × Einwachsen des carcinomatösen Drüsenpakets in den 4. Lendenwirbel, der hier bereits weitgehend zerstört ist.

Abb. 22. Sagittalschnitt durch das Becken von Abb. 20; rechte Hälfte. Bei × Einwachsen des Carcinoms in den 4. Lendenwirbel, der hier noch besser erhalten ist als auf der linken Seite.

erst später kam man hoch oben links an eine Resistenz heran, die durch die den carcinomatösen Knochenprozeß bedingende Drüsenschwellung verursacht war.

Im Mai 1932 kam die Patientin ad exitum.

Nach unseren Erfahrungen liegt diesem Wirbelkörperprozeß eine Arrosion durch ein carcinomatöses Drüsenpaket zugrunde; wie die Kreuzbein-Darmbeinerkrankung zustande gekommen ist, läßt sich nach dem Röntgenbild nicht entscheiden. Während wir sie früher als hämatogen bedingt ansahen, möchten wir heute dafür den gleichen carcinomatösen Drüsenprozeß zugrunde legen, den wir in allen anderen Fällen beobachteten.

Daß es sich bei den vorgeführten Prozessen nicht, wie dies ganz allgemein angenommen wird, um Metastasen auf dem Blutweg, sondern um *ein direktes Hineinwachsen des Carcinoms von den Drüsen aus in den Wirbelkörper* handelt, davon kann man sich am Leichenpräparat überzeugen. Man erkennt hier, daß das Carcinom sich unter Erhaltung der Zwischenwirbelscheiben von seitlich vorn in den Wirbelkörper hinein frißt und ihn schließlich völlig durchsetzt. Es besteht stets ein direkter Zusammenhang zwischen Wirbelkörpercarcinom und dem Carcinom der davor liegenden Lymphdrüsen.

Ein weiteres Leichenpräparat (Abb. 25) möge die Verhältnisse demonstrieren. Es handelt sich um eine 56jährige Frau mit einem Ca. colli II. Im Mai und Juni 1930 deshalb Radium- und Röntgenbestrahlung. Im September 1931 Schwellung des linken Beins; ein Rezidiv war nicht palpabel. Unter zunehmenden, sehr heftigen Schmerzen wurde

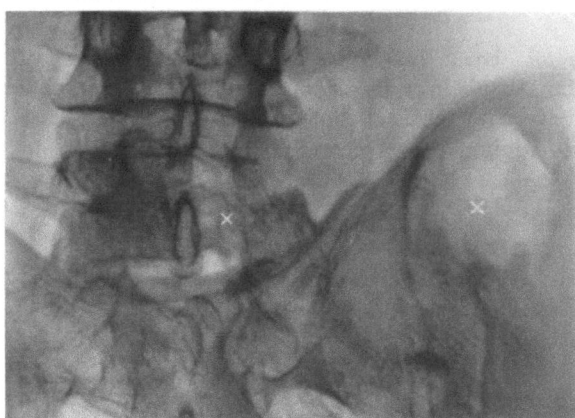

Abb. 23. Carcinoma colli. Drüsenrezidiv. Defekt im Körper des 5. Lendenwirbels (×) und in der linken Darmbeinschaufel (×). Aufnahme vom 20. 6. 31.

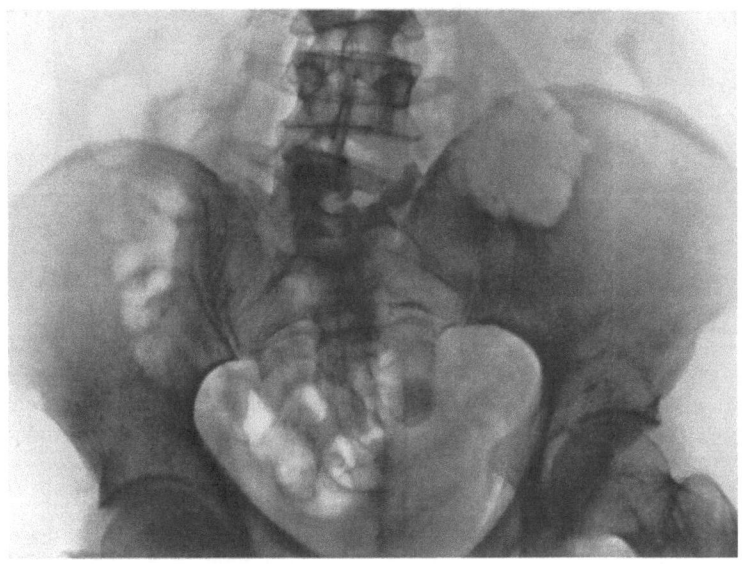

Abb. 24. Carcinoma colli. Derselbe Fall wie auf Abb. 23. Aufnahme vom 17. 12. 31.

dann im April 1932 eine Infiltration in der linken Beckenhälfte fühlbar. Im Januar 1933 kam die Frau nach qualvollstem Krankenlager ad exitum.

Bei der Obduktion wurde das Becken mit Wirbelsäule in toto herausgenommen. Im Becken bestanden beiderseits große parametrane Prozesse, die uns hier nicht interessieren.

Vor der Wirbelsäule lag ein riesiges Drüsenpaket, das sich von den untersten Brustwirbeln bis zum 4. Lendenwirbel erstreckte. Auf einem links paramedial (Abb. 25) geführten Sagittalschnitt ist deutlich zu sehen, wie das Carcinom, das vor den großen Gefäßen liegt, diese umwächst und komprimiert. Das auf dem Schnitt sichtbare Lumen ist von verschiedenen Stellen her deutlich eingedellt.

So ist der Krebs, die Gefäße umwachsend, vor die Wirbelsäule gelangt und ist von hier in den Wirbelkörper eingedrungen. Das ist am 2. Lendenwirbel, der hier auf der linken Seite in toto zusammengesackt ist, am besten zu erkennen. Der bestehende Zusammenhang zwischen dem carcinomatösen Lymphdrüsenpaket und der Wirbelkörperzerstörung ist auf einem mikroskopischen Schnitt (Abb. 26) besonders gut zu erkennen.

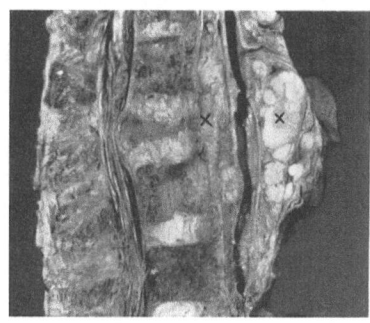

Abb. 25. Carcinoma colli. Drüsenrezidiv. Leichenpräparat. Sagittalschnitt durch die Lendenwirbelsäule. Die vor der Wirbelsäule liegende Aorta ist von dem Drüsenpaket (×) völlig umwachsen. Das Carcinom ist in den 2. Lendenwirbelkörper eingedrungen und hat diesen völlig vernichtet. Die Bandscheiben sind erhalten geblieben.

Besonders bemerkenswert ist, daß wir in diesem Fall intra vitam eine ganze Reihe von Röntgenbildern gemacht hatten, ohne eine Knochenzerstörung

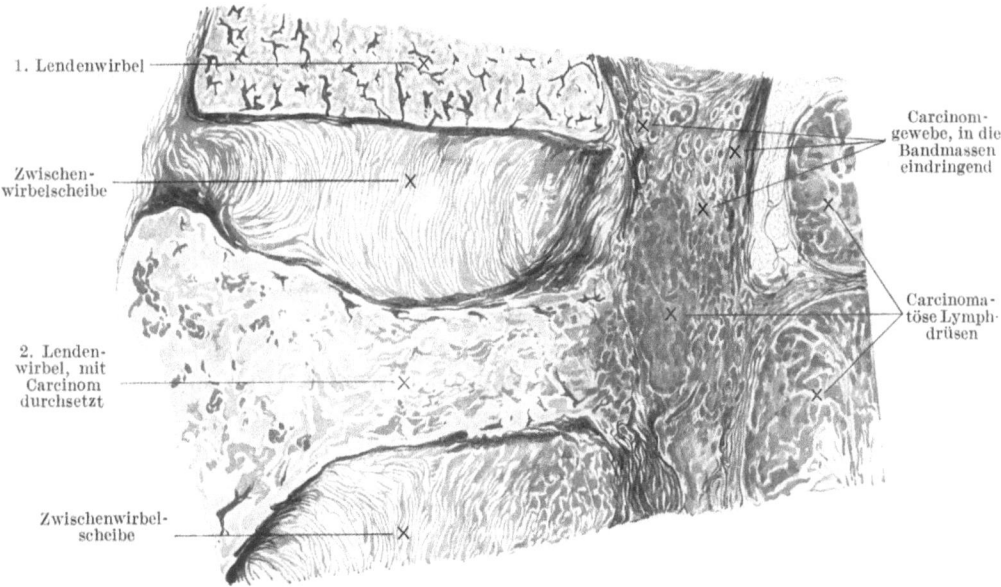

Abb. 26. Derselbe Fall wie auf Abb. 25. Sagittalschnitt durch den zusammengebrochenen 2. Lendenwirbel bei schwacher Vergrößerung. Die Zwischenwirbelscheiben sind frei von Carcinom. Grün: Carcinom; es durchsetzt die Bandmassen vor der Wirbelsäule und die Knochensubstanz des 2. Lendenwirbels.

darauf zu sehen. Wir sahen den großen Drüsenweichteilschatten, aber nicht die Knochenarrosion; ein Beweis, daß selbst im Röntgenbild größere Herde der Betrachtung entgehen können. Jedenfalls erscheint uns die Genese der Wirbelkörpererkrankung auch durch dieses Präparat eindeutig illustriert.

Diese Auffassung fand merkwürdigerweise weder bei Gynäkologen noch bei Pathologen, denen die betreffenden Röntgenbilder mit Knochenzerstörung gezeigt wurden, Billigung. Analog zu den Metastasen im Wirbel beim Mammacarcinom wurden von ihnen auch die oben gezeigten Wirbelkörperarrosionen als auf dem Blutwege entstanden gedeutet.

Diese Auffassung ist sicher *nicht* richtig; verschiedene Gründe sprechen dagegen. Die *hämatogen entstandenen Wirbelmetastasen* beim Mammacarcinom sind *häufig multipel*, während die oben geschilderten Prozesse beim *Collumcarcinom immer auf eine Wirbelpartie beschränkt sind, und zwar auf den Abschnitt, der mit dem carcinomatösen Drüsenpaket in direkter räumlicher Beziehung steht. Ferner haben wir beim Collumcarcinom nie eine Zerstörung der Wirbelkörper beobachtet, ohne daß auch die Drüsen befallen waren.* Wenn der Wirbelkörper primär erkrankt wäre, müßte man ja doch einmal einem Befund begegnen, wo der Wirbel allein erkrankt ist, nicht aber auch die Umgebung. Das war beim Collumcarcinom nie der Fall.

Metastasen auf dem Blutweg sind beim Gebärmuttercarcinom etwas enorm Seltenes, es breitet sich vorwiegend im Becken und vor der Wirbelsäule per continuitatem und auf dem Lymphweg aus.

Nun ist natürlich die Zahl der durch den einzelnen beobachteten Fälle klein; und es soll nicht bestritten werden, daß es auch mal beim Gebärmutterkrebs eine auf dem Blutweg entstandene Wirbelkörpermetastase gibt. Wir haben dies jedoch nie beobachtet.

Während man, wie gesagt, kleinere und selbst größere Knochenprozesse an den Wirbeln zuweilen im Röntgenbild nicht zur Darstellung bringen kann, gelingt es doch nicht so selten, *ein Carcinom der Lymphdrüsen röntgenologisch nachzuweisen, auch ohne daß der Knochen* befallen ist. Wenn man wiederholt Aufnahmen einer Wirbelsäule macht, weil die Patientin heftigste Schmerzen äußert und man den Verdacht auf ein Drüsenrezidiv mit Beteiligung des Knochens hat, fällt bei sorgfältiger Betrachtung der Bilder zuweilen auf, daß auf den verschiedenen Aufnahmen stets dieselbe Wirbelpartie weniger scharf hervorkommt als die anderen Knochenteile; meist sieht man in solchen Fällen denselben Querfortsatz weniger deutlich als die anderen oder auch gar nicht, und zwar auf allen, zu ganz verschiedener Zeit gemachten Aufnahmen. Diese Unterschiede in der Knochenzeichnung können dadurch zustande kommen, daß ein großes Drüsenpaket den betreffenden Teil der Wirbelsäule überdeckt. Die Vermutung findet eine Bekräftigung, wenn man außerdem die Konturen eines Weichteilschattens sieht, der die betreffende Partie verdeckt; er kann durch das Drüsenpaket gebildet werden.

Wir haben uns von der Richtigkeit der auf diese Weise gestellten Diagnose mehrfach auf dem Obduktionstisch überzeugen können. Es ist dieser röntgenologische Drüsennachweis deshalb wichtig, weil man diese Drüsen palpatorisch nicht feststellen kann.

Ein typisches Bild für diese Gruppe gibt Abb. 27. Es handelte sich um ein Collumcarcinom II, das wir Ende 1930 mit Radium- und Röntgenstrahlen behandelt haben. Der Frau ging es gut bis zum Mai 1931; jetzt bekam sie Schmerzen in der Bauchdecke, und zwar auf der rechten Seite. Die Schmerzen steigerten sich bald außerordentlich, sie strahlten kolikartig in die rechte Rückenhälfte aus. Man dachte zunächst an einen Ureterstein, fand aber beim

Ureterkatheterismus nichts. Es wurde dann erstmalig im September 1931 eine Röntgenaufnahme gemacht und dann fortlaufend weitere Aufnahmen bis zum Dezember. Auf allen Aufnahmen sieht man, daß der rechte Querfortsatz des 4. Lendenwirbels gegenüber den anderen weniger deutlich zur Darstellung kommt und erkennt außerdem einen großen Weichteilschatten.

Dieser Weichteilschatten erstreckt sich von unterhalb des rechten Querfortsatzes des 3. Lendenwirbels über den rechten Fortsatz des 4. Lendenwirbels bis zum oberen Drittel des Querfortsatzes des 5. Lendenwirbels; seine seitliche Begrenzung ist deutlich erkennbar. Die Patientin bekam ganz unerträgliche Schmerzen; sie war vom Dezember ab auf der rechten Seite völlig gelähmt, konnte nicht mehr laufen und hierherkommen; am 9. 1. 32 ist sie gestorben. Im Becken der Frau war niemals etwas zu fühlen.

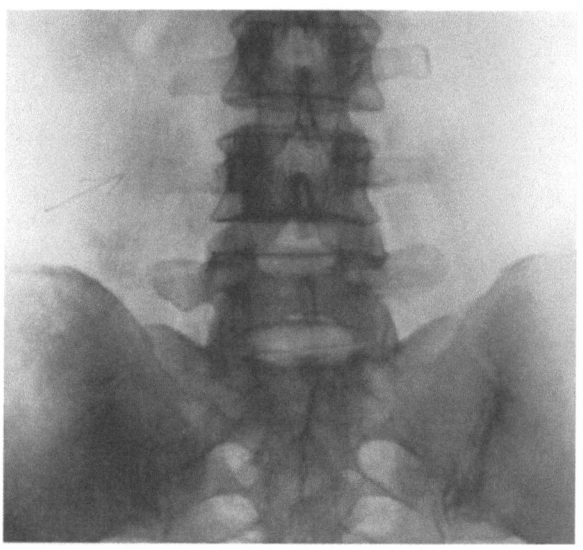

Abb. 27. Carcinoma colli. Drüsenrezidiv. Weichteilschatten rechts neben dem Körper des 4. Lendenwirbels, der dessen rechten Querfortsatz fast verdeckt.

Es handelt sich hier um ein großes carcinomatöses Drüsenpaket, das die dahinter liegende Partie verschattet.

Wir führen dieses Röntgenbild deshalb vor, weil es zeigt, daß wir *bei der Beurteilung von Röntgenbildern auf Metastasen hin nicht nur Knochenveränderungen positiv bewerten dürfen, sondern gelegentlich auch Weichteilschatten*, vorausgesetzt, daß sie über lange Zeit hin und mit der nötigen Kritik beobachtet worden sind. Praktisch ist die Kenntnis dieser Drüsenweichteilschatten von größter Bedeutung; wir haben etwa ein Dutzend derartiger Fälle beobachtet.

3. Atypische Ausbreitungsformen.

Überblicken wir, ausgehend von unseren Erfahrungen, noch einmal die *diagnostischen Möglichkeiten* für die carcinomatösen Lymphdrüsen, so ist die Diagnose klinisch im allgemeinen aus den hochgradigen Schmerzsymptomen bei fehlendem oder geringem Tastbefund zu stellen. Das Röntgenbild läßt zuweilen die Drüsentumoren auch ohne Knochenbeteiligung sehen. Wenn es zum Annagen des Knochens gekommen ist, bekommt man alle Grade der Wirbelkörperzerstörung von der leichten Arrosion bis zum völligen Ersatz der Wirbel durch Carcinomgewebe und bis zum völligen Zusammenbruch des Wirbelkörpers zu Gesicht.

Die Prognose dieser Knochenzerstörung ist infaust, der Fortschritt ist unaufhaltsam, allerdings häufig nur langsam vor sich gehend.

Neben diesen in ihrer Genese eindeutigen Fällen treten gelegentlich Knochenprozesse in Erscheinung, deren Entstehung nicht ohne weiteres klar ist. Es läßt sich zuweilen bei Berücksichtigung des röntgenologischen und klinischen Befundes nicht entscheiden, ob die Knochenarrosion vom Parametrium oder von den Drüsen aus vor sich gegangen ist.

So sahen wir in einem Fall eine Aufhellung des Knochens in der Gegend der rechten Articulatio sacroiliaca, also dort, wo wir Veränderungen treffen, die ihren Ausgang von den Iliacaldrüsen nehmen. Ob dies bei dieser Patientin

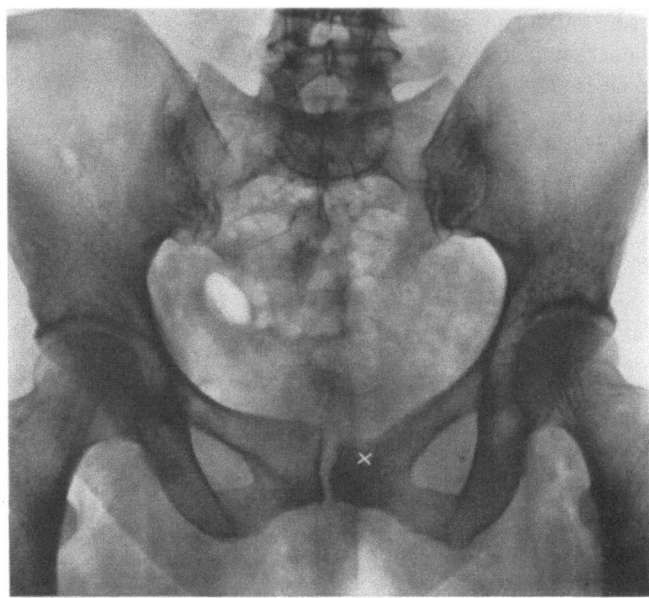

Abb. 28. Carcinoma colli. Ausbreitung im Bindegewebe des Cavum Retzii. Bei × carcinomatöse Arrosion des linken Schambeins.

so war, entzieht sich jedoch unserer Kenntnis und Beurteilung. Klinisch fand sich nämlich eine derbe und sehr breite Infiltration beider Parametrien, so daß das Carcinom auch von hier aus in den Knochen eingedrungen sein kann. Es ist aber auch durchaus möglich, daß der parametrane Prozeß mit der Knochenarrosion nichts zu tun hat und der Ausbreitung auf dem Drüsenweg parallel ging, die zur Knochenerkrankung führte. Klinisch ist dies belanglos.

Neben den geschilderten Knochenveränderungen, die wir als *typisch* bezeichnen möchten, gibt es im knöchernen Beckenring auch *atypische Lokalisationen* beim Carcinom.

Es sind die Knochenprozesse natürlich nicht an die typischen Ausbreitungsstraßen des Krebses im Parametrium und in den Lymphdrüsen gebunden. *Überall, wo das Carcinom den Knochen erreichen kann, kann es ihn zerstören.* So ist uns ein Fall bekannt, wo es zur Zerstörung des ganzen Kreuzbeins kam; hier war das Carcinom nach hinten entlang den Ligamenta sacrouterina gewandert.

Nicht so selten sieht man auch *Arrosionen vorn am Schambein*. Es sind dies sich im Cavum Retzii ausbreitende Carcinome. In diesen Fällen fühlt man eine Infiltration hinter der Symphyse vor dem Uterus. Immerhin fühlt man hier sehr viel häufiger Tumoren, als man Knochenerkrankungen sieht.

Einen beginnenden Prozeß dieser Art zeigt Abb. 28.

Es handelt sich um eine 49jährige Patientin, bei der im Jahre 1928 eine WERTHEIM-Operation wegen Collumcarcinom von einem Kollegen außerhalb der Klinik vorgenommen wurde. Im Januar 1931 kam sie erstmalig zu uns mit einem Rezidiv, das sich an der Beckenwand nach vorn zu erstreckte. Sie klagte über Gewichtsverlust, hatte aber keine Schmerzen. Sie wurde dreimal mit Radium behandelt. Im November 1932 war der Tumor etwa apfelgroß. Im Januar 1933 traten Schmerzen im linken Bein auf.

Bei der am 14. 1. 33 vorgenommenen Röntgenaufnahme (Abb. 28) fanden wir eine Arrosion des linken horizontalen Schambeinastes. Das Anfressen des

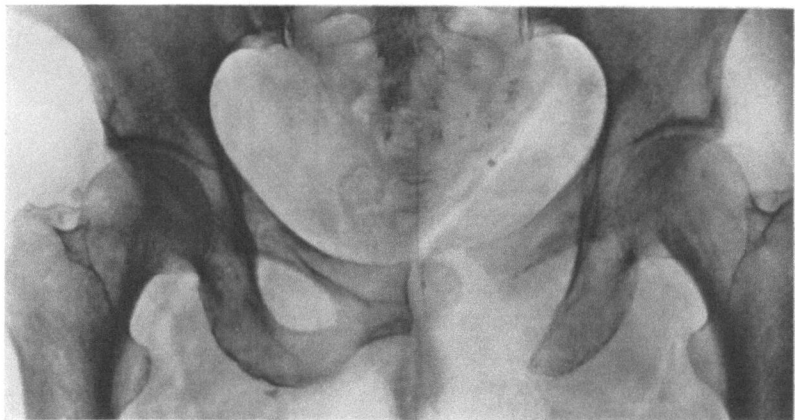

Abb. 29. Carcinoma corporis. Metastase in der vorderen Scheidenwand, die sich in das linke Schambein hineingefressen hat. (Aufnahme vom 22. 5. 31.)

Knochens durch das Carcinom ist deutlich an der Unterbrechung der oberen Begrenzungslinie des linken Schambeins zu erkennen.

Die Genese ist in diesem Fall so zu erklären, daß das Carcinom vom Parametrium aus in das Bindegewebe des Cavum Retzii gelangte und so das Schambein erreichte.

Eine andere Form und Entstehung der Schambeinzerstörung zeigen die Abb. 29 und 30. Hier ist es zum Einwachsen einer Scheidenwandmetastase bei bestehendem Corpuscarcinom in den davorliegenden Knochen gekommen. Bei dieser Patientin konnten wir das Fortschreiten der Knochenerkrankung über viele Monate hin verfolgen; außerordentlich auffallend war hier das Fehlen jeglicher Symptome von seiten des schweren, ausgedehnten Knochenprozesses.

Es war dies eine 68jährige Frau, die wegen eines fortgeschrittenen Adenocarcinoms des Corpus uteri am 3. 11. 30 mit Radium bestrahlt und anschließend mit Röntgenstrahlen behandelt wurde. Bereits damals fühlte man in der Scheidenvorderwand einige kleine Knötchen, die als Metastasen angesprochen wurden. Die Scheidenmetastase ist ja eine Form der Ausbreitung gerade des Corpuscarcinoms, der man nicht selten begegnet, jedenfalls häufiger als beim Collumcarcinom, das wohl oft auf die Scheidenwand übergreift, aber nur ganz selten hier einmal isolierte Metastasen setzt.

Im Mai 1931 war von der Scheide aus nach vorn zu ein bei Berührung etwas schmerzhafter Tumor zu fühlen, der aber nicht nach der Scheide zu durchgebrochen war. Auf der Röntgenaufnahme vom 22. 5. 31 (Abb. 29) sieht man, daß das Schambein bereits in großem Umfang vom Carcinom weggefressen ist. Der aufsteigende Schambeinast fehlt völlig, der horizontale ist in Auflösung begriffen.

Wir bestrahlten daraufhin die Frau, die sich in recht gutem Allgemeinzustand befand, intensiv mit Röntgenstrahlen; ohne Erfolg.

Eine Aufnahme vom 28. 8. 31 läßt das Weiterwachsen des Tumors deutlich erkennen. Es ist jetzt auch der ganze horizontale Schambeinast bis zur Gelenkpfanne hin eingeschmolzen.

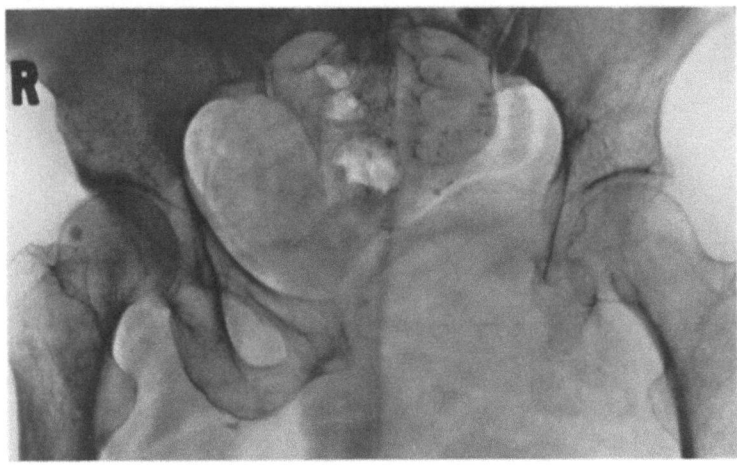

Abb. 30. Carcinoma corporis. Dieselbe Patientin wie auf Abb. 29. Knochenprozeß erheblich weiter fortgeschritten. (Aufnahme vom 11. 11. 31.)

Am 11. 11. 31 (Abb. 30) findet sich auch das Os ischii in weiter Ausdehnung ergriffen. Eine letzte Aufnahme vom 21. 1. 32 zeigt ein Übergreifen des Prozesses auf das linke Hüftgelenk. Im Mai 1932 kam die Frau ad exitum.

Interessant ist, wie der Knorpel der Symphyse die Knochen der anderen Seite vor dem Carcinom schützt; er wird vom Carcinom durchaus respektiert.

Es ist dies eine Bestätigung der alten Ansicht, daß der Knorpel carcinomresistent ist. Das beansprucht natürlich nicht Allgemeingültigkeit, wie dies manchmal behauptet wird. So haben wir in einem oben geschilderten Fall erlebt, daß das Carcinom vor dem Knorpel des Hüftgelenks nicht Halt machte (Abb. 9 und 10); ebensowenig wie es hier beim Hüftgelenk der Fall war.

In hohem Maße erstaunlich ist, daß diese Frau kaum Beschwerden hatte. Sie war gut zu Fuß, was wohl dadurch zu erklären ist, daß das derbe Tumorgewebe bis zu einem gewissen Grade einen Knochenersatz darstellte und das Becken stützte. Nur manchmal hatte sie das Gefühl, „daß in der Tiefe des Knochens etwas nicht in Ordnung ist". Bis fast zu ihrem Tode versah sie ihre Wirtschaft, stieg mühelos Treppen und lief mehrere Kilometer am Tage. Es kam hinzu, daß von seiten des Uteruscarcinoms keine Erscheinungen mehr bestanden, Ausfluß und Blutungen waren verschwunden.

Es handelt sich also um eine völlige Auflösung des linken vorderen Beckenhalbringes, die ihren Ausgang von einer Scheidenmetastase eines Corpuscarcinoms genommen hat und per continuitatem zustande gekommen ist. Zu bemerken wäre noch, daß die Blase nicht in Mitleidenschaft gezogen war. Es bestand cystoskopisch lediglich eine Vorwölbung der Blase durch den Tumor mit leichtem Ödem der Schleimhaut.

Trotz ihres atypischen Sitzes und ihrer atypischen Genese sind auch diese zuletzt geschilderten Knochenarrosionen per continuitatem entstanden, durch direktes Hineinwachsen des Krebses von einem benachbarten Herd aus.

4. Ausbreitung auf dem Blutwege.

Wie wir schon mehrfach betont haben, erfolgt die *Aussaat des Uteruskrebses auf dem Blutweg* nur selten; in den allermeisten Fällen erst im Endstadium. Dann sind die Metastasen, wie allgemein bekannt, besonders oft und zahlreich in Lunge und Leber zu finden. Lebermetastasen machen unserer Erfahrung nach wohl immer klinische Symptome, die die Diagnose gestatten. Bei den *Lungenmetastasen* ist dies merkwürdigerweise nicht in gleicher Weise der Fall. Hier gibt aber in unklaren Fällen das Röntgenbild oft eindeutig Antwort.

Wir haben es bei der Nachuntersuchung der von uns behandelten Uteruscarcinome zuweilen erlebt, daß uns die Frauen erklärten, es ginge ihnen gut bis auf eine Erkältung, die sie nicht loswürden. Das Röntgenbild hat dann in einigen Fällen als Grund der „Erkältung" eine Carcinommetastase in der Lunge festgestellt.

Die röntgenologische Erscheinungsform der Lungenmetastasen ist verschieden. *Am häufigsten sieht man multiple Metastasen.*

So sahen wir große multiple Lungenmetastasen bei einer 54jährigen Patientin, die im November und Dezember 1930 wegen eines fortgeschrittenen Ca. colli III mit Radium- und Röntgenstrahlen bei uns behandelt wurde. Es ging ihr nie recht gut danach; sie hatte unbestimmte Beschwerden im Oberbauch, deretwegen sie im Krankenhaus war, bekam heftige Kreuzschmerzen, ohne daß man im Becken etwas fühlte (Drüsen!), und schließlich Husten und Atemnot. Januar 1932 kam die Patientin ad exitum!

Es gibt ferner beim Collumcarcinom Solitärmetastasen in der Lunge. So wurde eine Solitärmetastase bei einer 31jährigen Patientin gefunden, bei der im Januar 1928 wegen eines Collumcarcinoms III eine vaginale Radikaloperation in unserer Klinik ausgeführt wurde.

Die Patientin wurde gelegentlich einer Nachuntersuchung im Juli 1931 trotz reduzierten Allgemeinzustandes lokal rezidivfrei befunden; wegen der „hartnäckigen Erkältung" wurde eine Lungenaufnahme gemacht, die eine Metastase ergab.

Die *dritte Form ist ein infiltratives Wachstum,* das wohl von den Hilusdrüsen seinen Ausgang nimmt. So sahen wir ein infiltratives Wachstum bei einer 46jährigen Frau, die wegen eines Ca. colli I im Juni 1926 zweimal mit Radium- und Röntgenstrahlen bestrahlt wurde. Wohlbefinden bis Januar 1932; sie bekam dann Husten und Auswurf.

Es kann das *Corpuscarcinom* der Gebärmutter ähnliche Lungenprozesse hervorrufen wie das Collumcarcinom.

Die angeführten Beispiele verlangen grundsätzlich eine Röntgenaufnahme bei Carcinomträgerinnen, die irgendwelche Lungenerscheinungen aufweisen.

Abgesehen von den Lungen- und Lebermetastasen sind auf dem Blutweg entstandene Metastasen in anderen Organen selten; relativ am häufigsten sind sie in der Niere und Haut anzutreffen; sie können aber auch gelegentlich in jedem andern Organ gefunden werden.

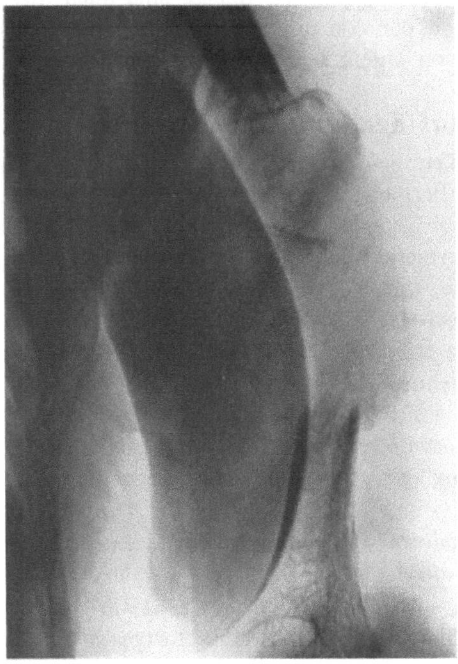

Auf dem Blutweg entstandene Knochenmetastasen beim Collumcarcinom beobachtet man zuweilen in den langen Röhrenknochen, in Humerus, Oberschenkel und in der Tibia (v. SCHUBERT u. a.); noch seltener in platten Knochen. Die Diagnose ist aus den Schmerzen zu stellen und ist für den, der die Vorgeschichte kennt und an eine Metastase denkt, nicht schwer. Bei Unkenntnis der Anamnese kann die Diagnose unmöglich werden.

Es folgen zwei typische Krankengeschichten:

1. Fall Sch., 63 Jahre alt. Patientin wurde am 9. 2. 25 wegen eines Ca. colli (Grenzfall, Plattenepithelcarcinom) mit Radium bestrahlt. Sie erhielt eine Dauerbestrahlung: 13 mg Ra. El. für 168 Stunden. Patientin war rezidivfrei bis Juni 1927. Jetzt blutete sie wieder, und man stellte einen neuen kleinen Herd an der Portio fest. Deshalb erneute Radiumbehandlung und Röntgentiefenbestrahlung. Das Rezidiv ging weiter. Am 28. 8. 28 teilte die Patientin mit, daß sie nicht zur Nachuntersuchung erscheinen könne, da sie sich den linken Arm gebrochen habe; es handelte sich um eine typische Spontanfraktur. Eine später vorgenommene Röntgenaufnahme ergab eine große Metastase im Humerus mit Fraktur (Abb. 31). Gleichzeitig war das ganze Becken mit Carcinom ausgemauert.

Am 15. 1. 29 kam die Patientin ad exitum.

2. Frau L., 46 Jahre. Bei dieser Patientin wurde im September 1926 ein Carcinom (mikroskopisch: indifferentzelliges Plattenepithelcarcinom) im Portiostumpf nach vorausgegangener supravaginaler Amputation, die bei uns wegen eines Uterus myomatosus mit doppelseitiger Tubo-Ovarialcyste am 30. 10. 25 vorgenommen war, festgestellt. Sie bekam Radium, und zwar am 20. 9. 26 66 mg für 41 Stunden und 8 Tage später 66 mg für 24 Stunden. Die Patientin war dann klinisch rezidivfrei bis zum Herbst 1930. Man fühlte jetzt an der linken Beckenwand einen hühnereigroßen Tumor; gleichzeitig bekam sie Schmerzen im linken Oberarmkopf. Eine Röntgenaufnahme zeigte eine wabige

Abb. 31. Carcinoma colli. Metastase im linken Humerus, die zur Spontanfraktur geführt hat. Der große Schatten daneben ist die herabhängende linke Mamma.

Aufhellung des Humeruskopfes (Abb. 32). Es wurden später noch mehrfach Aufnahmen gemacht, die ein Fortschreiten des Prozesses zeigten. Die Patientin ist am 12. 9. 31 verstorben. Es handelte sich hier also ebenfalls um eine auf dem Blutwege entstandene Metastase im Humerus, von einem Portiocarcinom ausgehend.

Der *Humeruskopf* scheint in gewisser Weise eine *Prädilektionsstelle* für eine Metastasenansiedlung zu sein. Wir sahen kürzlich eine Humerusmetastase bei einer 77jährigen Frau mit einem Carcinom der Sigmoidflexur. Im Mai 1932 wurde sie operiert. Im Dezember 1932 bekam sie Schmerzen in der rechten Schulter, im Mai 1933 kam sie ad exitum.

Das *Ovarialcarcinom* kann sich in seiner Metastasierung ganz wie das Uteruscarcinom verhalten. Es entstehen bei der Metastasierung auf dem Lymphwege vor der Wirbelsäule liegende große Drüsenpakete, die in jeder Weise die oben geschilderten Symptome machen können. So können die Drüsenpakete in gleicher Weise den Knochen annagen. Bei Wachstum des im Becken gelegenen Tumors kann es schließlich zur völligen Ausmauerung mit Carcinom kommen und dann auch die knöcherne Beckenbegrenzung in Mitleidenschaft gezogen werden.

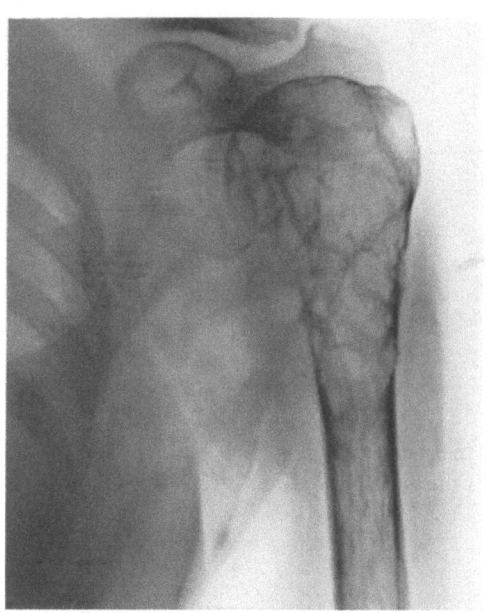

Abb. 32. Carcinoma colli. Wabige Aufhellung im Humeruskopf durch Metastase.

So haben wir einen Fall von Arrosion des Schambeins beobachtet (Abb. 33).

Es handelt sich hier um eine 50jährige Frau, bei der von einem Kollegen wegen eines Ca. ovarii am 5. 10. 31 die abdominale Totalexstirpation ausgeführt wurde. Mikroskopisch handelte es sich um ein großzelliges, solides Carcinom. Bald danach traten Schmerzen in den Beinen auf. Ab März 1932 ist röntgenologisch eine langsam an Größe zunehmende Metastase im rechten absteigenden Schambeinast nachzuweisen. Patientin kam bald danach ad exitum.

Völlig verschieden vom Genitalcarcinom verhält sich hinsichtlich der Metastasierung der Brustdrüsenkrebs, den wir wegen der Wechselbeziehungen der Genitalorgane zu der Mamma in diesem Zusammenhang kurz mitberücksichtigen müssen.

Die gewöhnliche Metastasenform beim Mammakrebs entsteht auf dem Blutweg. Allgemein bekannt sind besonders die hämatogen entstandenen Metastasen im Skeletsystem, namentlich in den Wirbeln.

Hier sind die Metastasen häufig multipel; es zeigen die erkrankten Wirbel im Röntgenbild auch ein Aussehen, das von dem der befallenen Wirbel beim Uteruscarcinom völlig verschieden ist.

Beim Mammacarcinom ist der ganze Wirbel befallen, beim Uteruscarcinom ist er von der Seite angenagt.

Das röntgenologische Aussehen der sonstigen Knochenmetastasen beim Mammacarcinom unterscheidet sich nicht von dem der Gebärmutterkrebs-

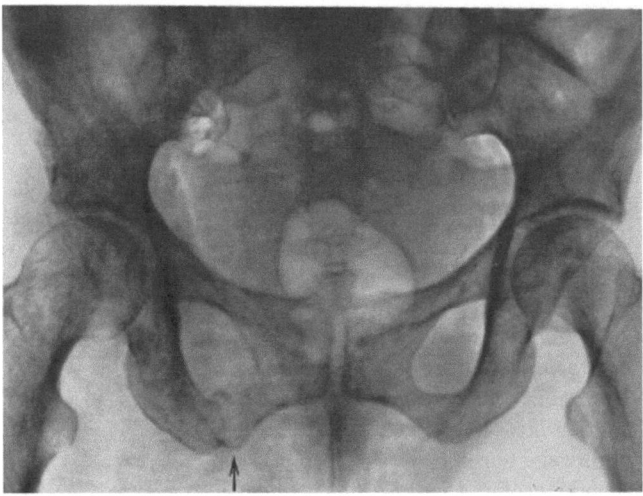

Abb. 33. Carcinoma ovarii. Carcinomatöse Arrosion des rechten Schambeins (↓).

metastasen; mehrfach sahen wir Metastasen im Humerus, die den beim Collumcarcinom gezeigten durchaus gleichen.

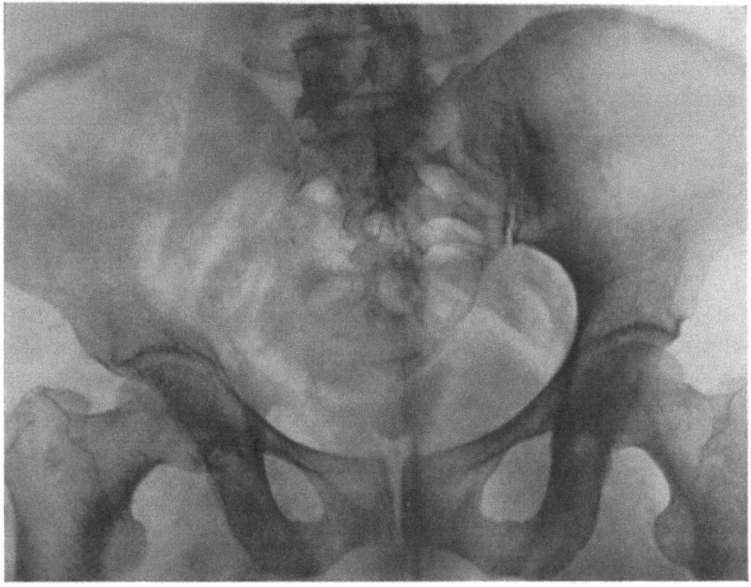

Abb. 34. Carcinoma mammae. Rechtsseitiger Defekt des Kreuz- und Darmbeins durch Metastase.

Ebensowenig bieten die auf dem Blutweg entstandenen Lungenmetastasen etwas Besonderes.

Es können sogar beim Mammacarcinom Bilder zu Gesicht kommen, die ganz an die oben als charakteristisch für das Collumcarcinom beschriebenen erinnern.

So stammt Abb. 34 von einer Patientin, 50 Jahre alt, bei der wegen eines Mammacarcinoms 1929 eine Radikaloperation der linken Mamma vorgenommen wurde. Seit Februar 1931 hatte sie Schmerzen in der rechten Bauchhälfte. Wir sahen die Patientin erstmalig am 19. 11. 31. Bei vaginaler und rectaler Untersuchung war ein pathologischer Befund nicht zu erheben. Eine Röntgenaufnahme zeigt eine Zerstörung des Beckenknochens auf der rechten Seite, sowohl des Darmbeins wie des Kreuzbeins. Wir haben die Patientin intensiv nach COUTARD bestrahlt; mehrere später aufgenommene Röntgenbilder zeigten stets ziemlich den gleichen Befund.

Es handelt sich hier um eine Metastase in dem rechten Darmbein nach linksseitigem Mammacarcinom. Entstehungsweise fraglich, wahrscheinlich auf dem Blutweg. Das Bild ähnelt durchaus den Knochenaffektionen beim Collumcarcinom, und wir halten es deshalb nicht für ganz ausgeschlossen, daß es hier zu einer retrograden Erkrankung der Iliacaldrüsen gekommen ist, von denen aus dann der Prozeß den gleichen Weg in den Knochen genommen hat, wie wir dies beim Collumcarcinom in so typischer Weise sahen.

III. Klinische Symptomatologie der Knochen-Rezidive und -Metastasen und ihre Therapie.

Nachdem wir diese Übersicht über die verschiedenen Formen der Knochenerkrankungen gegeben haben, soll zusammenfassend die Symptomatologie dieser Affektionen besprochen werden. Sie treten klinisch durch folgende Symptome in Erscheinung:
1. Verfall der allgemeinen körperlichen Widerstandskraft,
2. ödematöse Schwellungen,
3. Schmerzen,
4. Bewegungsstörungen.

Die Ausbreitung eines jeden Carcinomrezidivs und das Maß der metastatischen Carcinomaussaat ist klinisch bei den betroffenen Carcinomkranken schwer zu beurteilen. Zum mindesten reichen dazu die palpatorischen Untersuchungsmöglichkeiten, insbesondere beim weiblichen Genitalcarcinom, oft nicht aus. Der Allgemeinzustand ist kein oder häufig nur ein ungenügender Gradmesser. Es ist erstaunlich, wie lange Patienten, die an einem Carcinomrezidiv erkrankt sind, dem Ansturm und der Gewalt der Zerstörung standhalten können, ohne daß eine merkliche Beeinträchtigung des Allgemeinbefindens und eine erhebliche Gewichtsabnahme zu beobachten ist. Um so *deutlicher* tritt zuweilen bei dem *Einbruch von Carcinommetastasen in das Knochensystem* ein plötzlich einsetzender und rapide zunehmender *Kräfteverfall* ein. In manchen Fällen bleibt er allerdings auch lange aus. Das Herabsinken der Blutkörperchensenkungsgeschwindigkeit auf wenige Minuten kann dabei nicht als eindeutiges Merkmal der entstehenden Knochenmetastase gelten, sondern ist vielmehr als Zeichen völligen Fehlens der körperlichen Widerstandsfähigkeit aufzufassen. Die Blutkörperchensenkungsgeschwindigkeit braucht bei beginnender Knochenerkrankung überhaupt nicht beschleunigt zu sein, so daß man also bei normalen Werten das Vorliegen einer Metastase nicht ablehnen darf.

Lymph- und Blutstauungen von großen, nach außen hin deutlich erkennbaren Ausmaßen, sind dadurch erklärbar, daß es zu einer Abriegelung großer Lymph- und Blutabführwege kommt. Diese geschieht meist durch carcinomatöse Gewebsinfiltration im kleinen Becken, die sich vom Primärherd der Genitalorgane her ausbreitet. So kommt es, daß wir bei unseren Fällen von parametraner Infiltration mit Knochenbeteiligung oft Ödeme beobachtet haben. Diese Ödeme kommen, allerdings seltener, auch in Fällen vor, wo das kleine Becken völlig frei von Carcinom ist. Es hat dann ein großes, vor der Wirbelsäule liegendes Lymphdrüsenpaket die großen Gefäße komprimiert (s. Abb. 20 und 25). Dabei sind häufig beide Beine geschwollen.

Diese ödemisierten Glieder haben eine fettglänzende, schwitzende und zuweilen marmorierte Hautoberfläche. Der Vergleich mit einem thrombosierten Bein liegt nahe. Die *Fehldiagnose „Thrombose"* wird oft genug gestellt und eine entsprechende Therapie durchgeführt, die ihr Ziel nicht erreichen kann. Hochlagerung und Wärmezuführung sind hier die einzigen Maßnahmen, die zum mindesten Erleichterung bringen können. Erstaunlich ist, wie schnell manchmal nach diesen Maßnahmen die Ödeme verschwinden, was dadurch zu erklären ist, daß im Gegensatz zur Thrombose das Blut in den Gefäßen flüssig ist.

Außer den fortgeleiteten Lymph- und Blutstauungen kommt es bei carcinomatösen Knochenmetastasen gelegentlich auch zu lokalen *Ödematisierungen*. In den oben angeführten Fällen (Abb. 28, 29, 30, 33) von Schambeinmetastasen waren Gewebsschwellungen über den betroffenen Knochenteilen zu beobachten, die sich auf die zugehörige Leistengegend ausbreiteten und später auch zu Anschwellungen der unteren Extremitäten führten. Das Bild einer lokalen Gewebsschwellung bot sich auch in mehreren Fällen von Knochenmetastase im Humeruskopf nach Mammacarcinom.

Eine große und oft unterschätzte Bedeutung für die Diagnose und Lokalisierung von Knochenmetastasen haben die Angaben der Patientinnen über *den Sitz des Schmerzes*. Es erübrigt sich, darauf hinzuweisen, daß Carcinommetastasen an Extremitätenknochen eine ausgeprägte lokale Druckschmerzhaftigkeit hervorrufen. *Am Wirbelskelet ist die lokale Schmerzempfindung dagegen unbestimmter.*

Bei *Carcinommetastasen im Bereich der Halswirbelsäule* besteht ein deutlich nachweisbarer Druckschmerz, dessen Ausdehnung jedoch über die Halswirbelsäule hinausgeht, zumindestens die betroffenen Wirbelgrenzen überschreitet.

Das traf bei einem von uns genau beobachteten Fall zu. Obwohl die Knochenmetastase nur auf den 3.—5. Halswirbel dem Röntgenbild nach beschränkt war, strahlten die Schmerzen nach oben bis in den Hinterkopf und nach unten bis in die Schultergegend aus. In dieser ganzen Region konnten ebenso deutliche Druckschmerzen ausgelöst werden. Sensible Störungen konnten in den von dem Plexus cervicalis versorgten Gebieten nachgewiesen werden (Hinterhaupt, Hals, Schultern, obere Schlüsselbeingegend).

Besonders interessant für die Unzuverlässigkeit der Angabe der größten Druckschmerzhaftigkeit war ein Fall von metastatischer Wurzelerkrankung im Gebiet von C 4—C 6. Es handelt sich um eine Patientin, bei der im Februar

1932 wegen Ca. ovarii von einem Kollegen außerhalb der Klinik eine Laparotomie gemacht worden war. Im Mai darauf wurde sie von uns röntgennachbestrahlt. Im Juni desselben Jahres begann die Patientin über heftige Schmerzen in Höhe des 4. und 5. Brustwirbels zu klagen, die durch Druck auf diese zwischen den Schulterblättern liegende Gegend erheblich verstärkt werden konnten. Es wurden mehrere Röntgenaufnahmen der Brustwirbelsäule gemacht, auf denen sich stets ein zehnpfennigstückgroßer Schatten rechts neben der Wirbelsäule zeigte. Ein Defekt an irgendeinem der Wirbelknochen war nicht nachweisbar. Es handelte sich dabei um den Schatten einer verkalkten Drüse, der im Laufe einer einjährigen Beobachtung unverändert blieb. Die Schmerzen der Patientin dehnten sich jedoch bald auf beide Arme aus und waren hier an den Innenflächen besonders stark. Das bewies, daß der metastatische Prozeß viel höher, im Bereich von C 4—C 6 liegen mußte. Diese Annahme wurde durch eine eingehende fachärztliche, neurologische Untersuchung bestätigt.

Auch bei Metastasenbildungen an Brust- und Lendenwirbeln ist der durch das Carcinom angegriffene Wirbel durch Auslösung eines Druckschmerzes (Stauchung, Beklopfung) in vielen Fällen nicht genau bestimmbar. Dasselbe gilt für die rückwärts und seitlich liegenden Teile des Beckenknochengürtels (Kreuzbein, Kreuzbein-Beckenschaufelgelenke, Beckenschaufeln), während die bauchwärts liegenden Knochenteile (Schambögen, Symphyse) auch infolge einer besseren sensiblen Nervenversorgung der darüber liegenden Hautregionen und innerer Weichteilbedeckung eine große Schmerzempfindlichkeit bei Metastasenbildung zeigen können.

Deshalb ist die Bestimmung der peripher liegenden Schmerzzonen zur Gewinnung eines Anhaltspunktes für Metastasenbildungen in den Brust- und Lendenwirbeln und in den Beckenknochen geradezu unentbehrlich. Die Angaben, die darüber von den erkrankten Frauen gemacht werden, sind wichtig und deshalb genau zu registrieren.

Es werden dabei zunächst unbestimmte, sich ins Kreuz und in die oberen Gesäßbezirke ausbreitende Schmerzen geäußert, die auf dem Wege der Rami posteriores des Lumbalnervenplexus vom Zerfallsherd her ausstrahlen. Weiter kommt es dann zu Schmerzen, die in die Beine ausstrahlen und von den Patienten und auch von den behandelnden Ärzten fälschlich als Ischiasneuralgie gedeutet werden.

Eine genaue Untersuchung zeigt jedoch, daß die spezifischen Ischiassymptome (Schmerzausbreitung an der Rückseite des Oberschenkels, an der Wade, an der Fußsohle; Schmerzdruckpunkte im Verlauf des Ischiasnerves; die besonders schmerzhafte Zerrung des Nervens durch Beugung des im Knie gestreckten Beines nach LASSÈGUES) fehlen, und daß gerade der Ischiasnerv nicht getroffen ist. Andere Hautgebiete sind es, die bei vorhandenen Lendenwirbel- und Beckenknochenmetastasen schmerzempfindlich werden: die Kreuzbeingegend, die oberen Teile der Gesäßflächen, die Leistengegenden mit der darüber gelegenen Bauchhaut, die Oberschenkelaußenflächen, seltener die Vorder- und Innenflächen, die Kniescheibengegend, die Schienbeingegend und die Haut über dem Innenknöchel (Abb. 35 und 36).

Verständlich wird diese Schmerzausbreitung, wenn man sich über die Beziehungen der vor der Lendenwirbelsäule gelegenen Drüsenpakete zu den dort austretenden Nervenwurzeln Klarheit verschafft. Sie üben hier durch Druck einen Reiz auf die sensiblen Äste des Lumbalplexus aus.

Der *Plexus lumbalis* besteht aus vier Nervensträngen, deren Wurzeln unterhalb der vier ersten Lumbalwirbel entspringen und folgende sensible Ausbreitung haben (nach RAUBER-KOPSCH, Bd. 5) (s. Abb. 37).

1. L I. *Nervus iliohypogastricus* versorgt die Haut der oberen Gesäßhälfte und die Haut über dem äußeren Leistenring.

2. L I *Nervus ilioinguinalis* versorgt die mediale Leistengegend und die großen Schamlippen.

3. L I und L II *Nervus genitofemoralis* versorgt die oben liegende Vorderfläche des Oberschenkels bis zur Mitte desselben.

4. L II und L III *Nervus cutaneus femoralis lateralis* versorgt die Außenfläche des Oberschenkels von der unteren Gesäßgegend bis zur Kniebeuge.

5. L II und III und IV *Nervus femoralis* versorgt die mittlere Vorderfläche des Oberschenkels, die Haut über der Kniescheibe, die Haut über der medialen Tibia, die mediale Wadenhaut und die Haut über den Innenknöcheln.

6. L II und L III *Nervus obturatorius* versorgt die Innenfläche der Oberschenkelhaut.

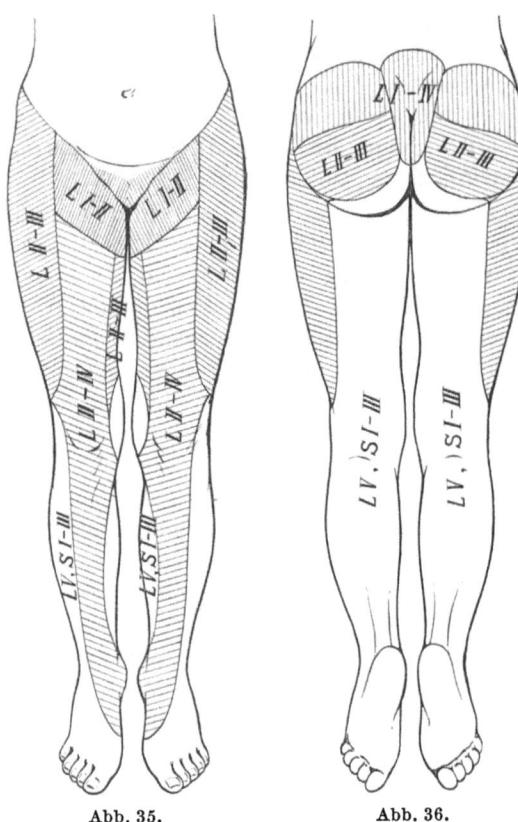

Abb. 35. Abb. 36.
Sensible Nervenversorgung der unteren Extremitäten.

In der Tat finden wir bei unseren hochsitzenden Lymphdrüsenrezidiven gelegentlich alle die betreffenden Bezirke befallen.

Sehr viel seltener finden wir eine Beteiligung des Plexus sacralis, aus dem der Ischiasnerv hervorgeht. Er hat seine Wurzel unterhalb des 5. Lendenwirbels und in den ersten beiden Kreuzbeinlöchern und versorgt sensibel die unteren Gewebspartien und die Hinterflächen des Oberschenkels, die Kniekehle und die Wadenhaut. Diese Hautstellen bleiben bei den Drüsenrezidiven im allgemeinen schmerzfrei. Eine Reizung des Ischias ist dabei nicht nachweisbar.

Eine echte „Ischias" beim Collumcarcinom findet man hingegen dann, wenn es zur carcinomatösen Ausmauerung des ganzen kleinen Beckens gekommen ist und das Carcinom hinten das Kreuzbein erreicht. Sie ist jedoch sehr viel seltener, als sie diagnostiziert wird.

Klinische Symptomatologie der Knochen-Rezidive u. -Metastasen und ihre Therapie. 37

Für die Frühdiagnose einer carcinomatösen Lymphdrüsenbeteiligung ist die Differenzierung der Schmerzzonen, die im Bereich des Plexus liegen, von großer Bedeutung, zumal palpatorisch oft nicht der geringste Befund zu erheben ist, und wie wir gesehen haben, gerade im Anfangsstadium das Röntgenbild oft versagt.

Eigenartig ist die Tatsache, daß die *motorischen Nervenleitungen* bei fortschreitenden carcinomatösen Umwachsungen keinen Schaden erleiden. Die betroffenen Patientinnen können ihre unteren Extremitäten uneingeschränkt bewegen, soweit sie durch die oft unerträglichen Schmerzen nicht darin behindert sind. Von einer Lähmung der motorischen Funktionen kann jedoch keine Rede sein. Es wird lediglich ein „taubes und stumpfes Gefühl" im Bein geäußert, das in der allgemeinen sensiblen Alteration und in einer starken ödematösen Schwellung des Gliedes begründet liegt.

Bewegungsstörungen werden nur bei den Patientinnen beobachtet, bei denen durch große Knochendefekte die Gerüst- und Stützfunktion des Skelets gelitten hat. Eine Lähmung durch Schädigung der Zuleitung von motorischen Nervensträngen ließ sich, wie gesagt, niemals nachweisen. Es ist erstaunlich, wie groß der Defekt im Skeletgerüst sein muß, bis deutliche Bewegungsstörungen der unteren Extremitäten auftreten. Ein Zusammenbruch

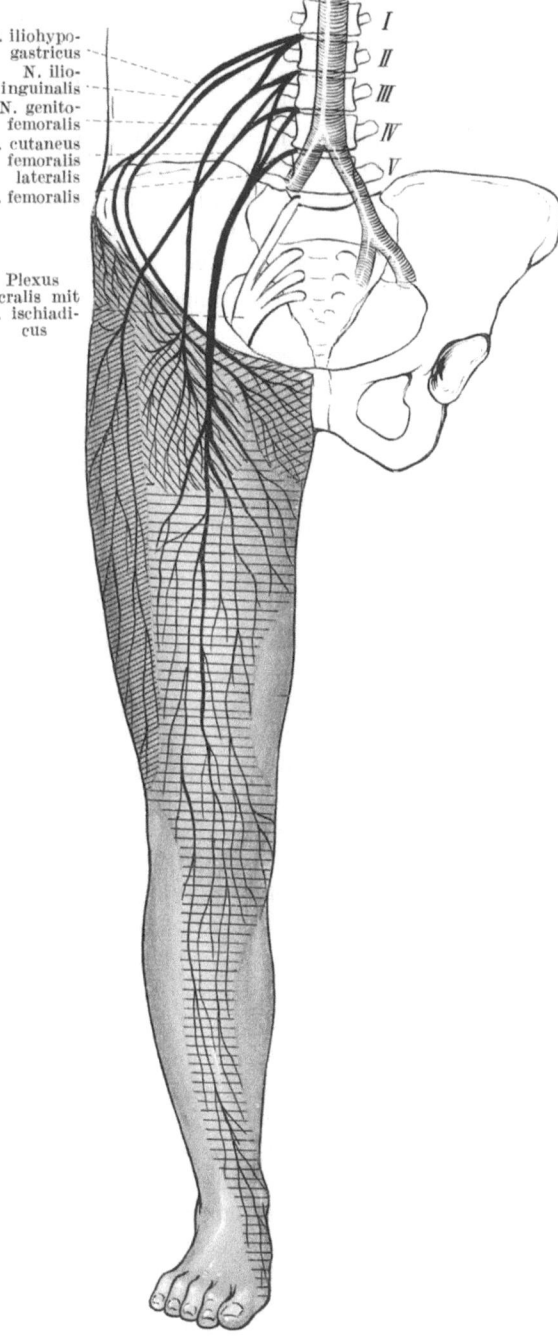

Abb. 37.

einzelner Wirbelkörper des Lendenteils wird durch Muskelzug so kompensiert, daß nach außen hin eine Behinderung nicht erkennbar zu sein braucht (Abb. 23,

24, 25). Nur bei einer Frau (Abb. 16—18) kam es durch Lendenwirbeldefekt zu beträchtlichen Gehstörungen, die sich in starkem, linksseitigem Hinken äußerten. Die Patientin (Abb. 9 und 10), bei der allmählich das linke Darmbein der Carcinomzerstörung anheimfiel, so daß der Femurkopf tief in das Becken einbrach, bekam erst eine Versteifung des linken Beins, als sie infolge allgemeinen Kräfteverfalls dauernd an das Bett gefesselt war. Bei der Patientin (Abb. 29, 30), bei der ein linksseitiger Schambogendefekt röntgenologisch nachgewiesen wurde, waren bis kurz vor dem Tode die Gehstörungen so unbedeutend, daß die Patientin mit Hilfe eines Stockes ihre hausfraulichen Besorgungen selbst erledigen konnte.

Aus diesen Beobachtungen geht hervor, daß das Fehlen von Bewegungsstörungen das Bestehen von Knochendefekten nicht ausschließen kann.

Bei den Metastasen in den Extremitätenknochen ist manchmal das erste Symptom die Fraktur, ohne daß Schmerzen vorausgegangen wären.

Der Verlauf der Knochenmetastasen ist nach unserer Erfahrung zuweilen recht langsam. Es gibt Fälle, die sich über viele Monate, selbst Jahre, erstrecken, und sich kaum verändern; aber es gibt auch Fälle, die innerhalb weniger Wochen große Ausdehnung annehmen. Im ganzen ist der langsamere Verlauf der häufigere.

Therapie der carcinomatösen Knochenmetastasen.

Im voraus muß bemerkt werden, daß es eine spezifische Therapie der carcinomatösen Knochenmetastasen nicht gibt.

Im Mittelpunkt unserer therapeutischen Maßnahmen und Versuche stand die *Röntgenbestrahlung.* Es ist jedoch trotz intensivster Durchführung von Bestrahlungen in konzentrierten und verzettelten Dosen in keinem Fall eine objektive, röntgenologisch nachweisbare Besserung, viel weniger eine Heilung erfolgt. Die kürzlich in der Monatsschrift für Krebsbekämpfung 1933, H. 6 von OTTO DEYES mitgeteilte Beobachtung einer Kalkproduktionsförderung im defekten Knochen durch Röntgenstrahlen konnten wir nicht machen.

Der einzige, allerdings wichtige therapeutische Erfolg, der von uns durch fraktionierte Röntgenfernfeldbestrahlung erzielt werden konnte, war die *Schmerzbetäubung.* Deshalb werden wir auch die Röntgenbestrahlung beibehalten.

Es werden auf Bauch und Rücken Großfelder von 400—450 qcm in 80 cm Fokus-Hautabstand mit einer Halbwertschicht von 0,9 Cu bestrahlt. Durch diese Bestrahlung erzielt man bei einer Hautbelastung von 70 r pro dosi, gemessen an der Haut, eine Wirkung von 20 r am Erfolgsherd. Täglich wird je ein Bauchfeld und ein Rückenfeld verabfolgt. Zu einer Serie werden 10 solcher Bestrahlungstage zusammengefaßt. Die Schmerzen pflegen sich während der ersten Serie häufig zu verstärken. Erst während der zweiten Serie, die nach einer Pause von 10 Tagen folgt, wird eine deutliche Verminderung der quälenden Schmerzattacken verspürt.

Die *Anwendung schmerzlindernder Mittel* ist bei den bis zur Verzweiflung gemarterten Menschen unerläßlich. Pantopon und Eukodal in 2%igen Konzentrationen als Lösung oder Zäpfchen bewähren sich am besten, während reines Morphium von vielen sehr schlecht vertragen wird. Die Gaben schmerzstillender Tabletten (Gelonida antineuralgica, Coffetylen, Cibalgin, Eumed) reichen meist nicht aus, um einige Stunden eines ungestörten Schlafes herbeizuführen.

Die Therapie hat lediglich das Ziel der Schmerzstillung. Dieses muß mit allen zur Verfügung stehenden Mitteln erreicht werden.

IV. Schlußfolgerungen für die Carcinomtherapie.

Überblickt man *kritisch* dieses stattliche Material an Knochenmetastasen beim Genitalcarcinom, so drängen sich eine Reihe von Fragen und Folgerungen auf. Die erste und wichtigste ist die: Sehen wir eine Beziehung zwischen dem Auftreten der Rezidive und der von uns geübten Therapie und lernen wir etwas für die Behandlung des Krebses?

Die Knochenerkrankungen treten sowohl nach Bestrahlung wie nach Operation auf. Dabei ist zunächst *auffallend,* daß unter den nach Operation aufgetretenen, typischen Knochenerkrankungen *an erster Stelle die vaginale Radikaloperation steht,* niemals aber dabei die WERTHEIMsche Operation ausgeführt war. Das mag Zufall sein, mag aber auch darauf beruhen, daß wir die Fälle vom Jahre 1926 ab, als STOECKEL die vaginale Radikaloperation an unserer Klinik einführte, systematischer und gründlicher untersucht haben. Es mögen solche Knochenprozesse bei den WERTHEIM-Fällen aus der BUMMschen Zeit übersehen sein, was bei der schwierigen Diagnose ohne weiteres verständlich ist. Denkbar wäre natürlich auch, daß bei der Drüsenausräumung der WERTHEIM-Operation Drüsenrezidive und damit auch Wirbelsäulenaffektionen sehr viel seltener vorkommen; es ist dies nicht unter Beweis zu stellen. Tatsache ist, daß, wie unsere Statistiken eindeutig zeigen, die Dauerheilung bei vaginaler und abdominaler Radikaloperation keine großen Unterschiede aufweist, das Drüsenproblem also keine große Rolle spielen kann.

Auffallend ist ferner das Befallensein der Parametrien und damit des Darmbeins bei den mit Radium behandelten Fällen, das Befallensein der Drüsen und Wirbel bei den vaginal radikal operierten Fällen. In jeder der beiden Gruppen findet sich nur je eine Ausnahme von dieser Feststellung. Mit anderen Worten: Die schlechten Carcinome, d. h. die schon bei der ersten Behandlung nicht mehr operabel waren, weil wir eine Infiltration im Parametrium fühlten, gingen trotz der Bestrahlung seitlich ins Darmbein hinein; die guten, lokal auf den Uterus beschränkten Carcinome nahmen trotz der Operation den Weg in die Drüsen.

Ohne weiteres verständlich sind die Zusammenhänge beim parametranen Prozeß. Bei schon seitlich weit im Parametrium sitzenden Carcinomen wirkt das eingelegte Radium lokal heilend; an der Peripherie jedoch — außerhalb des Strahlenbereiches — schreitet das Carcinom fort. Beim beginnenden Carcinom dagegen schneidet die Operation durch Entfernung der Parametrien dem Krebs den Weg zu den seitlichen Beckenpartien ab, so daß es nicht zur Arrosion der seitlichen Beckenwand kommen kann. Darum die Darmbeinzerstörungen bei den bestrahlten, weit fortgeschrittenen Fällen, nicht bei den operierten, guten Fällen.

Merkwürdig ist dabei die lange Dauer, die zwischen der Radiumeinlage und dem Auftreten des parametranen Knochenprozesses bestehen kann. In einem Fall war die Patientin zwei Jahre lang lokal völlig geheilt; erst dann traten die Zeichen eines parametranen Rezidivs ein.

Man muß wohl annehmen, daß hier die Eigenart des Carcinoms in dem langsamen Wachstum bestand; denn nach festgestelltem Rezidiv dauerte es nun noch vier Jahre, bis die Patientin ad exitum kam. In den zwei Jahren der scheinbaren Rezidivfreiheit hat demnach doch ein langsames Wachstum des Carcinoms im Parametrium stattgefunden, es blieb nur wegen der sehr langsamen Wachstumstendenz so lange unbemerkt.

Weniger verständlich und übersichtlich liegen die Verhältnisse bei den *Drüsenrezidiven, die erst eine längere Reihe von Jahren nach der Operation manifest werden.*

Folgt das Drüsenrezidiv dem operativen Eingriff rasch — etwa innerhalb von zwei Jahren — so kann man zwanglos annehmen, daß bei der Operation das Carcinom in Wirklichkeit nicht mehr auf den Uterus beschränkt war, bereits in den Lymphbahnen saß, und wir uns in unserer Diagnose getäuscht hatten. Wie leicht solche Täuschungen möglich sind, geht aus zwei der oben gebrachten Abbildungen hervor. In einem Fall, wo wir bestimmt ein beginnendes Carcinom annahmen, fanden wir die gesamten Drüsen von der hypogastrischen bis zu den aortalen carcinomatös umgewandelt (Abb. 11). In dem anderen Fall, der ebenfalls als klinisch beginnend imponierte, fanden wir am Operationspräparat ein fortgeschrittenes, die ganze Cervix ausfüllendes Carcinom.

In solchen Fällen brauchen wir uns über therapeutische Mißerfolge nicht zu wundern, sie sind bei der Ausdehnung des Carcinoms verständlich; sie überraschen uns nur deshalb, weil unsere klinische Diagnose falsch war. Wir hatten ein beginnendes Carcinom angenommen, das in Wirklichkeit schon weit fortgeschritten war.

Bei spät auftretendem Drüsenrezidiv jedoch bestehen eine Menge Unklarheiten und eine Reihe von Fragen tauchen auf. Wann sind die Krebszellen dorthin gelangt? Waren sie dort schon zur Zeit der Operation? Warum sind sie nicht früher gewachsen? Als sicher muß man auch in diesen Fällen annehmen, daß Krebszellen schon zur Zeit der Operation in den Lymphwegen saßen, ob an der Stelle, wo sie später das Rezidiv machen oder näher dem Carcinom, ist nicht zu entscheiden. Die Zellen müssen auch die ganze Zeit über gelebt und sich vermehrt haben. Nur ging die Vermehrung und das Wachstum außerordentlich langsam vor sich. Es spielt die *Wachstumstendenz* eine außerordentlich große Rolle und muß weitgehend berücksichtigt werden. Es gibt eben Carcinome, die sehr langsam wachsen und gewissermaßen lange auf der Stelle treten, ehe sie marschieren. Wir haben das bei vielen Rezidiven verfolgt, und auch vom Primärtumor an Portio und Corpus ist das bekannt. Nur so ist es zu erklären, daß Lymphdrüsenmetastasen über viele Jahre unentdeckt bleiben können.

Aus diesen Überlegungen ergeben sich zwei therapeutische Folgerungen. Erstens: Wir müssen das Carcinom beseitigen, solange es noch auf den Uterus beschränkt ist. Wenn es uns gelingt, im Frühstadium den lokalen Prozeß operativ zu entfernen oder durch Radium zu zerstören, ist die Gefahr des Rezidivs beseitigt.

Also *Früherkennung und Frühtherapie*, eine immer wieder erhobene Forderung, die man, da sie selbstverständlich ist, kaum immer wieder aussprechen mag. Und doch wird gerade von Ärzten sehr viel dagegen gesündigt.

Zweitens: Da man einem Carcinom niemals mit Sicherheit ansehen kann, ob es wirklich noch im Anfangsstadium ist, oder ob doch schon Krebszellen ins Parametrium verschleppt sind, soll man bei allen Fällen von beginnendem oder scheinbar beginnendem Carcinom operieren anstatt zu bestrahlen. Bei der Operation kann man das ,,Paragewebe" (STOECKEL) weit im Gesunden absetzen; bei der Radiumbestrahlung besteht die Gefahr, daß doch an einer Stelle eine Carcinomzelle außer Reichweite und unbeeinflußt bleibt. Die Operation ist hier also das sichere Vorgehen, wofür auch unsere Statistiken sprechen.

VERLAG VON JULIUS SPRINGER / BERLIN UND WIEN

„Handbuch der normalen und pathologischen Physiologie". 14. Band.

2. Teil: **Metaplasie und Geschwulstbildung.** Mit 44 zum Teil farbigen Abbildungen. VIII, 617 Seiten. 1927. RM 51.—, gebunden RM 56.40*

Inhaltsübersicht: Neubildungen am Pflanzenkörper. Von Professor Dr. Ernst Küster=Gießen. — Metaplasie und Gewebsmißbildung. Von Professor Dr. Bernhard Fischer=Wasels=Frankfurt a. M. — Allgemeine Geschwulstlehre. Von Professor Dr. Bernhard Fischer=Wasels=Frankfurt a. M.

1. Teil: Fortpflanzung. Wachstum. Entwicklung. Regeneration und Wundheilung. Mit 440 zum Teil farbigen Abbildungen. XVI, 1194 Seiten. 1926.
RM 96.—, gebunden RM 103.50*

Der Band ist nur geschlossen käuflich.

Über die katalytischen Wirkungen der lebendigen Substanz. Arbeiten aus dem Kaiser Wilhelm=Institut für Biologie, Berlin=Dahlem. Herausgegeben von Professor Dr. **Otto Warburg,** Berlin=Dahlem. Mit 83 Abbildungen. VI, 528 Seiten. 1928. RM 36.—*

Über den Stoffwechsel der Tumoren. Arbeiten aus dem Kaiser Wilhelm=Institut für Biologie, Berlin=Dahlem. Herausgegeben von Professor Dr. **Otto Warburg,** Berlin=Dahlem. Mit 42 Abbildungen. IV, 264 Seiten. 1926.
RM 16.50*

Mutationstheorie der Geschwulstentstehung. Übergang von Körperzellen in Geschwulstzellen durch Gen=Änderung. Von Dr. med. **K. H. Bauer,** a. o. Professor für Chirurgie an der Universität Göttingen. Mit 4 Abbildungen. III, 72 Seiten. 1928. RM 3.90*

Über das Problem der bösartigen Geschwülste. Eine experimentelle und theoretische Untersuchung. Von Prof. Dr. **Lothar Heidenhain** in Worms.
Erster Band: Mit 141 Abbildungen. VI, 153 Seiten. 1928.
RM 28.—, gebunden RM 32.—*
Zweiter, abschließender Band: Mit 229 Abbildungen. VI, 207 Seiten. 1930.
RM 42.—, gebunden RM 47.60*

Die Ätiologie der bösartigen Geschwülste. Nach dem gegenwärtigen Stande der klinischen Erfahrung und der experimentellen Forschung. Von Professor Dr. **Carl Lewin,** Berlin. VIII, 231 Seiten. 1928. RM 18.—*

Die Gasbehandlung bösartiger Geschwülste. Von Dr. **Bernhard Fischer-Wasels,** o. ö. Professor der Allgemeinen Pathologie und Pathologischen Anatomie an der Universität, Direktor des Senckenbergischen Pathologischen Instituts zu Frankfurt a. M. Unter Mitwirkung von Privatdozent Dr. W. Büngeler, Dr. J. Heeren, Dr. S. Heinsheimer, Dr. G. Joos. (Sonderausgabe der „Frankfurter Zeitschrift für Pathologie", herausgegeben von Bernhard Fischer=Wasels, 39. Band.) Mit 82 zum Teil farbigen Abbildungen im Text und zahlreichen Tabellen. VIII, 472 Seiten. 1930. RM 66.—*

Ⓦ **Die Krebskrankheit.** Ein Zyklus von Vorträgen. Herausgegeben von der Österreichischen Gesellschaft zur Erforschung und Bekämpfung der Krebskrankheiten. Mit 84, darunter 11 farbigen Abbildungen im Text. IV, 356 Seiten. 1925. RM 18.—

---

* *Auf die Preise der vor dem 1. Juli 1931 erschienenen Bücher des Verlages Julius Springer in Berlin wird ein Notnachlaß von 10% gewährt.* Ⓦ *Verlag von Julius Springer in Wien.*

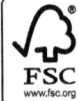

MIX
Papier aus verantwortungsvollen Quellen
Paper from responsible sources
FSC® C105338

If you have any concerns about our products,
you can contact us on
ProductSafety@springernature.com

In case Publisher is established outside the EU,
the EU authorized representative is:
**Springer Nature Customer Service Center GmbH
Europaplatz 3, 69115 Heidelberg, Germany**

Printed by Libri Plureos GmbH
in Hamburg, Germany